本书为2018教育部人文社会科学研究青年基金"系统功能语言学视域下中轻度阿尔茨海默症言语失调的特征、评估和修复研究"（项目编号：18YJC740071）项目成果，获教育部人文社会科学研究青年基金项目资助。

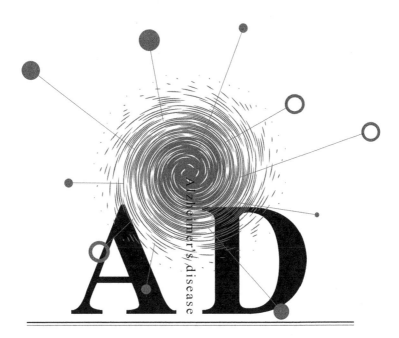

AD

Alzheimer's disease

· 系统功能语言学视域下 ·

中轻度阿尔茨海默病言语失调研究

潘玥 ——

U0198075

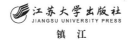

江苏大学出版社

JIANGSU UNIVERSITY PRESS

镇 江

图书在版编目(CIP)数据

系统功能语言学视域下中轻度阿尔茨海默病言语失调
研究 / 潘玥著. — 镇江：江苏大学出版社，2021.6
ISBN 978-7-5684-1626-9

Ⅰ.①系… Ⅱ.①潘… Ⅲ.①阿尔茨海默病—语言障
碍—研究 Ⅳ.①R749.1

中国版本图书馆 CIP 数据核字(2021)第 112122 号

系统功能语言学视域下中轻度阿尔茨海默病言语失调研究
Xitong Gongneng Yuyanxue Shiyu Xia Zhongqingdu A'ercihaimobing
Yanyu Shitiao Yanjiu

著　　者/潘　玥
责任编辑/张小琴
出版发行/江苏大学出版社
地　　址/江苏省镇江市梦溪园巷 30 号(邮编：212003)
电　　话/0511-84446464(传真)
网　　址/http：//press.ujs.edu.cn
排　　版/镇江市江东印刷有限责任公司
印　　刷/江苏凤凰数码印务有限公司
开　　本/710 mm×1 000 mm　1/16
印　　张/14.75
字　　数/252 千字
版　　次/2021 年 6 月第 1 版
印　　次/2021 年 6 月第 1 次印刷
书　　号/ISBN 978-7-5684-1626-9
定　　价/62.00 元

如有印装质量问题请与本社营销部联系(电话：0511-84440882)

前言

随着我国老龄化日益严重,包括阿尔茨海默病患者在内的言语失调患者的数量不断增长,对这一问题的研究在当今社会具有重要的理论和现实意义。当前,人们已经普遍认识到人类语言行为是其神经功能的外化,并且受语境的制约,语言学者和临床医学工作者对临床语言的研究兴趣日渐增长,相关的描述方法和评估标准亦日渐成熟,但尚未形成在临床语境下对言语失调患者语言表现做统一且有效描述和分析的一套框架。研究失语患者的话语需要开阔学术视野,拓展研究领域,从而有利于新兴学科的产生。基于以上认识,笔者结合专业所长,于2018年开始研究阿尔茨海默病言语失调,并取得了相应的进展与成果。

阿尔茨海默病(Alzheimer's Disease,AD)被认为是一种"起病隐匿的,进行性、长期发展且不可逆的病理性神经失调症",俗称"老年痴呆"。临床观察表明,该病引起的言语失调与患者大脑病变部位、脑内神经元损伤的范围、言语习惯等因素密切关联。AD患者多在60岁之后发病。据统计,大约有10%年龄超过65岁的老年人可能成为AD患者,而85岁以上的老年人中有近一半受到该病的影响。国际阿尔茨海默病协会(Alzheimer's Disease International,ADI)发布的《世界阿尔茨海默病2019年报告》中指出:2019年,全球估计有超过5000万名AD患者,相当于每3秒钟就有1例新发病例,预计2050年将达到1.52亿人。我国是世界上阿尔茨海默病患者人数最多的国家,随着我国老龄化日益严重和人们预期寿命延长,此类患者的数量还将不断增长。阿尔茨海默病对患者的生活造成极大的负面影响。从语言功能来说,患者将可能从最初的语义记忆衰退逐渐发展为失语,社交活动和生活质量受到严重影响。鉴于此,在我国开展与阿尔茨海默病语言功能相关的研究是极具社会意义和效益的。从临床语言研究的实践价值而言,对各类言语失调现象做基于语言学的科学研究,也有助于对言语失调患者的语言功能做出准确和明晰的评估,从而为言语失调的医学诊断和干预提供基于语言学的依据,为言语失调患者的语言康复制订合理的目标和计划。

近10年来,国外临床语言学的研究发展较快。相对而言,我国的临床语言学研究起步较晚,且主要侧重于口吃、自闭症、脑外伤等失语症的研究,对阿尔茨海默病等患者的语言功能的探究尚不够深入和具体。本书尝试以系统功能语言学为理论框架,主要对以汉语为母语的中轻度阿尔茨海默病患者和健康老人的话语进行多维度的分析和对比,并结合语料,将母语为汉语和母语为英语的中轻度阿尔茨海默病患者的言语特征进行对比和分析,从小句到语篇层面,对中轻度阿尔茨海默病患者的语言功能做出较为全面的分析和评估。

本书的特点在于尝试将系统功能语言学与经济数学、临床病理学、计算机汇编语言、社会学、脑神经学等有机结合,通过对200名中轻度阿尔茨海默病患者长达3年的历时实证性研究,自建汉语临床语料库,将系统功能语言学概念、人际和语篇三大元功能理论应用到言语失调患者语言功能的分析评估及康复诊疗中,力图探寻言语失调患者早期筛查及预防的语言学途径。之所以利用系统功能语言学相关理论对AD患者的语言表现进行描述和分析,是因为系统功能语言学认为,语言是一个系统网络,是互为关联的庞大语义生成意义的选择系统。由于AD患者脑部神经病变,其心智和思维模态容易产生冲突和对立,对意义的理解出现偏差,因此患者的言语和行为看起来很奇怪,但是他们这些看似无序甚至奇怪的语言,也是选择并建构"意义"的结果。借助系统功能语言学相关理论与方法,便于加强对患者所剩语言资源的挖掘,找出影响患者进行"选择"的背后因素,并根据患者"选择"的结果,结合语言的功能,探究和阐述患者做出"选择"的过程,这方面的研究与探索无疑具有积极意义和应用价值。

在本书付印之际,要感谢相关受试患者及其家属,没有他们的积极配合,我们就无法收集到足够的语料进行研究。

限于学力与水平,错讹难免,敬请专家和读者批评指正。

目录

I

绪论

本书尝试将系统功能语言学与经济数学、临床病理学、计算机汇编语言、社会学、脑神经学有机结合，通过对 200 名中轻度阿尔茨海默病患者长达 3 年的历时实证性研究，辅之以自建汉语临床语料库，将系统功能语言学概念、人际和语篇三大元功能理论应用到言语失调患者语言功能的分析评估和康复诊疗中，找寻言语失调患者早期筛查及预防的语言学途径，并尝试将文本输入预测算法引入增强与替代系统，对患者语言资源的"信息加工""语义处理""神经工作机制"等进行全方位数理剖析，进而对患者话语的逻辑和时间关系做出准确评估，包括衔接中的上下义关系等，构建出贴近现实情景的语篇，有望将其应用到多种言语失调患者的康复训练中，改善患者的交际能力，提高患者的生活质量。

本书共分为 9 章，各章主要内容如下：

第 1 章对阿尔茨海默病的发病因素，患者的认知水平、情感、语言等特征，以及近 40 年来国内外相关研究的方法和成果进行基于大数据的挖掘与分析，对国内外 AD 语言学研究的主题脉络做总结与梳理，以期厘清语言学在患者语言障碍研究方面的价值和意义。

第 2 章分析老年人群在语言的理解、接受和产出方面产生的变化，探析产生这些变化的可能原因，梳理阿尔茨海默病的临床诊断标准和常见技术手段。

第 3 章对阿尔茨海默病患者的语言资源损害与认知功能障碍进行研究，探索母语为汉语的 AD 患者的语言功能评估方法，对发生在语音、语义、语法系统这三个层面的语言损伤的种种表现做了梳理，可以概括为三个方面：① 应用系统功能语言学的分析方法搭建框架，对患者语言进行全面、系统的研究，能有效地将某些语言范围与患者病情的发展建立起一定的关联，较好地阐释语言系统是如何成为人们在语境中表情达意的源泉，有助于揭示患者语言的表达机制。② 患者在发病的隐匿期就表现出对隐喻的理解和运用的困难。隐喻的理解和运用依赖于语言使用者的多维认知思维能力(如类比、映射、推理、意向、创造等),以及对语境的识别和关联知识的提取能力,即便患者处于隐匿期,语言交流从系统认知到语境识别,再到意义潜势中语言表达方式的提取这一系列过程,就已经存在一定的困难,对语用内涵和特征的把握不够准确,以至于出现某些交际失误,这一发现对于及早干预病情的发展具有重要的现实意义。③ 患者的语言结构亦是他们在各自的语言系统网络中进行有意义"选择"的结果,其选择的结果(即便是患者貌似杂乱无章的语言)能客观地反映出其对意义的理解和内心认知世界的建构。患者受到自身语言网络系统的制约,对意义的加工处理产生困难,以至于在意义潜势中无法正确地选择意义,因此会产出一些无意义或正常人无法理解的语句。由此可见,我们可以加强对患者所剩语言资源的挖掘,找出影响患者进行"选择"的背后因素,并根据患者"选择"的结果,结合语言的功能,探究和阐述患者做出"选择"的过程。

第4章借助系统功能语言学的及物性框架对中轻度 AD 患者和健康老年人的话语进行对比分析,发现及物性分析和作格分析有助于发掘说话人的深层经验意义,尤其是那些频繁出现的语言结构对深层经验意义的解读有重要意义。本章还对概念功能的一种特殊的现象——概念语法所隐喻进行了阐释,并指出概念语法所隐喻的解读机制和对隐匿期 AD 患者语言能力的判断具有重要作用。概念的抽象化和非范畴化导致理解困难,在 AD 隐匿期或早期,医护人员应该积极主动地关注与监控患者"隐喻式"和"一致式"这两种语言现象的状况,并进行有意识的引导和启发,用以提升患者的隐喻思维能力,发展"意义潜势",保持语言产出的创造性和同义选择能力。

第5章从系统功能语言学的人际功能角度对 AD 患者语料中的人际意义进行分析。研究表明,对中轻度 AD 患者的话语做人际功能的分析(包括语气、情态、评价和人际语法隐喻)有助于早期揭示患者的心理活动与话语的关系,也有助于医护人员在临床实践中遵循患者的这种意义潜势,尽可能多地采用患者易于理解和接受的词汇和表达方式,从而顺利完成与患者的沟通,帮助患者接受治疗。需要注意的是,汉语与英语之间存在较大的差别,汉语没有英语动词的限定成分,不存在通过主语与限定成分的配列或出现与不出现来表达语气的情况,汉语的语气不是以主语的有效性为特点的,而是以谓语动词、谓语动词的归一性、命题,以及对它们的评价的中介程度有效性为特

点的,因此英汉两种语言表达各种语气的手段也各不相同,对人际意义的识解还需要结合语篇中的主位理论和信息理论进行解释。本章第三节对母语为汉语的 AD 患者语料中语调与语气的功能关系、语气选择(陈述语气、祈使语气、疑问语气和感叹语气)的分布特征、句末语气词使用的频率等做了详细的统计和分析,结果表明,在语气方面,患者构成语气系统的主语和补语方面的语法资源中缺乏完整性和多样性,患者的话语目标指向性不明确,话语模糊,缺乏内涵。情态分析中,AD 患者倾向选择中、低值情态助动词,呈现出协商、回避等表达方式,由此反映出患者对信息的归向性不明确,话语质量不高,表达不充分。在态度类评价性语言资源中,AD 患者未能运用评价性语义资源对话语进行修饰,也无法对事件做出评价。在人际语法隐喻方面,AD 患者无法正确理解和使用语气隐喻和情态隐喻,而对比健康老人的语料,再次反映出患者在表征个人情感和判断的语言使用方面存在困难。通过测试发现,大部分中轻度 AD 患者对说话人的言语不能完全判断出主要信息,更不能有效地理解语句的意义,导致选错答案。这也能部分解释 AD 患者在沟通交流中常常因为语义资源受损、词汇提取困难而分不清楚话语要表达的主要信息到底是什么,引起听话人心理上的不适,也影响言语交流的正常进行。需要说明的是,本书对中轻度 AD 患者和健康老人语料所做的人际意义的分析仅仅是一种尝试,因为基于系统功能语言学的分析框架,对医患人员的语料做基于人际意义的分析是一项艰巨的工程,操作烦琐,需要耗费大量的精力和时间;人际元功能涉及对语气、情态、语调等语义系统的识解,并没有统一的特征或标准,也无法利用工具软件对语料进行自动标记,只能采用人工逐字识别、肉眼挖掘的方法来筛选语料,而人工标记难以避免"研究者偏见"。

第 6 章是本书的重点章节,从主位结构、主位推进模式、信息结构、衔接与连贯等角度,对中轻度 AD 患者和健康老人的话语进行多维对比研究,以求深入、全面了解患者在特定的语境中所要表达的真正意义。在主位研究方面,从语料的标记性、主位模式的推进及多重主位等着手进行系统性研究,力图揭示患者在表征主位的语言资源使用方面存在的缺陷。鉴于已有学者从功能语言学的角度对母语为英语的 AD 患者话语的主题做了分析,包括对标记性主位、无标记主位和复项主位分布进行了观察,但是缺少对汉语 AD 患者的语料分析,因此,我们着重分析了母语为汉语的 AD 患者和健康老人话语中的标记性主位出现的频率及具体功能,发现患者语料中标记性人际主位的使用频率较低,缺乏态度意义的资源,而健康老人的话语中有丰富的语篇意义资源;从话语的分布模式来看,两组被试人员都倾向于使用无标记主位,即先呈现已知信息(旧信息)、后呈现新信息的方式,选择名词性词组作为体现主位的手段。通过对语料进一步分类和检索,发现 AD 患者和健康老人均倾向于使用环境类附加语作为标记性主位,还有少数被试者采用补语作为标记性主位的情况。患者语料除了明显的表述啰嗦、重复、话题骤转外,在标记性主位方面,还有不少主位省略的现象,这些错误使用的省略往往造成语义不明,我们称之为主位残缺,这也验证了 AD 患者语言资源匮乏、取词困难的先前研究。通过对母语为汉语的 AD 患者和母语为英语的 AD 患者语料的主位结构对比,我们发现由于英汉两种语言的语法差异,汉语 AD 患者和英语 AD 患者的言语障碍情况也有所不同,因此不能一概而论。但总体上看,无论母语是汉语还是英语,AD 患者在主位的选择上均为简单名词,说明患者的语义资源衰减,较少使用复杂名词,在信息加工、呈现方面选择了低认知能力的表达方式。研究表明,就 AD 患者认知特征而言,他们在注意力、工作记忆、执行能力、加工速度等方面都存在不同情况的损伤,当患者的工作记忆载荷受限时,对先前事件的记忆、保存能力缺失,对已知信息和未知信息的界限模糊,无法明晰过程参与者的角色,因此使用状语主位的频率较低。相比之下,健康老人语言的加工则呈现出多样化的特征,词汇提取、加工速度、编码处理等表现均优于 AD 患者,能有效地回应事件,在话语主位的呈现方式上能选择一些对认知加工要求较高的语言形式。汉语 AD 患者和英语 AD 患者的言语障碍的不同之处主要体现在英语是“注重主语的语言”,汉语是“话题优先的语言”,且在熟悉的交际双方话语中,汉语主语多隐现现象,句法更灵活多变。由此我们可以得出如下结论:① 无论是 AD 患者还是健康老人,汉语 AD 患者在标记性主位的使用频率上均高于母语为英语的 AD 患者,且汉语 AD 患者对主位表征的复杂度要高于英语 AD 患者;② 英语小句的补语一般位于主要动词之后,在受事补语主位化的过程中,需借助助动词变成被动句或使用强势主位结构,而汉语不需要,因此汉语补语更容易具有主位功能,汉语 AD 患者和健康老人使用被动句的频率均远低于英语 AD 患者和健康老人,不具备统计学意义;③ AD 患者在主位的选择上复杂性不高,倾向于选择对认知能力要求不高的处理方式,这可能与他们的语义资源衰减和工作记忆载荷受限有一定的关联,这与语言的种类并无直接关系。在分析运用状语主位这种手段构建语篇的过程中,我们发现健康老人能较为顺利地使用以下两类交际技巧:① 把重要信息置于句末,凸显信息焦点;② 引发新的话题、转换话题。此类交际手段在 AD 患者话语中几乎没有出现,有不少隐匿期患者在言语表达的时候表现得较为自我,甚至极力用"流利、反复、空洞的语句"掩盖语言资源的损伤,有意识地缩减复杂的句法结构,改用较为简单的句子作为权宜之计来避免失误。

为了进一步了解患者言语传达过程中完整信息、前后衔接、语意连贯、交际目的等语言功能,我们结合单图描述(偷饼干的贼)和故事复述这两个任务,对 AD 患者和健康老人在主位推进模式方面的异同做进一步对比,结果表明,患者话语中主位的推进多以直线平行模式为主,健康老人的话语构成略复杂,除了直线模式推进外,还有少量变体。从患者组和健康组重复性主位推进模式统计结果来看,许多 AD 患者在早期就出现语言资源储备不足,在词汇的提取方面存在困难,语义记忆的工作效率受到影响,在语篇的组织上无法将新、旧信息通过一定的语言结构进行排列,信息呈现较为散乱,所以不得不采用"重复、沉默、最少反馈"等话语策略。在建构语篇的过程中,英汉两种语言的表达方式也存在众多差异,汉语重意合,没有明显的形式标志,因此汉语中"形断意连"的现象较英语中多,人们在建构语篇的过程中,受交际原则、交际动因的制约,主位、述位常常会被省略,种种主位推进模式的变异更难以判断。但是我们也应看到,无论是 AD 患者还是健康老人,他们的话语均呈现出简化的趋势,在图片描述和故事复述的任务中均倾向于使用简单的句子结构、简化的篇章布局方式来呈现信息。由此可见,系统功能语言学语篇功能可以为 AD 患者语篇建构的特征分析提供理论基础,为人们传递信息、表情达意的过程中所使用的句法结构、信息分布、话语展开模式等提供评判优劣的标准和依据。系统功能语言学在老年人语言功能判断中的作用是可以肯定的,至少可以为 AD 患者的语言评估和干预研究提供一个新的视角,但要从根本上解释这些问题,需要将这些言语缺陷与大脑的神经、认知功能之间建立联系,为进一步研究不同程度 AD 患者的语言资源和认知信息加工铺平道路。

第 7 章尝试为母语为汉语的中轻度 AD 患者口语语料库构建语言功能失调评价系统。该系统基于中轻度 AD 患者口语语料库,研究真实语言使用环境中患者所用的语言资源及语言的功能,探索可以预期发现的不同程度 AD 患者语言功能障碍的指标,以期为 AD 患者语言障碍诊断和人工干预提供科学依据。语料库语言学是 20 世纪 80 年代才崭露头角的一门交叉学科,语料库工具在形式化语言项的考察方面很有优势。本章介绍了常见语料库标注类型和分析手段,利用语料库工具强大的分类筛选功能,归纳整理出本次调研时人工采集到的患者语言资源的总体特征。此外,我们还进行了个案分析,对一名智力正常无视听障碍、神经障碍和情绪行为的隐匿期志愿者进行了长达 36 个月的历时跟踪研究,使用 LancsBox 语料库工具提取患者语料的高频词丛,用 GraphColl 绘制高频词搭配可视化图谱,结果发现患者在隐匿期就存在词汇资源匮乏、取词困难的情况。综上所述,基于语料库的分析方法在语义域、搭配、关键词聚类方面具备独特的优势:① 语料库研究方法的理论价值在于采用定量描写与定性分析相结合的方式为各种文本(包括口语、笔语等)研究提供了一个新的视角。对患者话语中出现的高频词和关键词进行统计和分类筛选,如形容词、名词、动词和副词等,有利于快速整合患者口语的碎片化文本,挖掘出肉眼难以观察到的有较强隐蔽性的语义特征,进而揭示患者语言资源的语义规律、内心世界等相关特征。② 对患者语料中的主题词或关键词、高频词或高频词簇的分析能够有效地反映患者关注的话题、问题的焦点,有助于研究者更深入地揭示患者的心理活动,把握说话人的态度和意愿。③ 量化数据不仅能为患者的口语会话文本提供可靠的依据,还能帮助护理人员更直观准确地理解和掌握患者剩余的语言资源,通过对患者语料的情态取向分析,适时使用容易为患者所接受的话语与之交流。以上三个主要优势一定程度上弥补了人工筛选而造成的理解上的片面性与局限性,能更为客观、细致、有效地揭示文本的价值和意义,可为促进患者话语多模态研究的理论和实践拓宽路径。

第 8 章围绕阿尔茨海默病患者言语矫治和护理展开讨论,并设计了一种基于患者语料的腕表式语言辅助交流器,通过内置的麦克风等声音传感器,高精度感知、精确识别并自动记录说话者的语音,通过模型高精度地对传感器语音数据进行分类。引入大量连续的语句,使识别的计算速度达到实时的要求,从而构建出一个语言规模足够大、涵盖广泛的授予数据集,采用模型训练和模型参数选取算法,基于双向 RNN 的深度神经网络模型,利用深度神经网络从预处理后的语言数据中提取说话人的常用话语标记和语言偏好,基于双向 LSTM/SRU 与 CTC,构建一种端到端的语言识别功能,开发语言识别应用,直接运行在患者佩戴的腕表上,直接将患者所要表达的信息文本,通过TTS 系统转换为语音,成为患者等语言障碍人士与外界沟通的一个辅助交流媒介,并由此利用语言分析模块对语言的分析处理与肢体动作的硬件结合,来实现患者准确表达的效果,更好地挖掘 AD 患者语言识别方面的潜力,帮助语言障碍患者方便地表达自己的意图。

第9章总结系统功能语言学在 AD 患者言语障碍研究方面的应用价值、贡献和局限性,并对研究趋势进行预测:① 系统功能语言学可以从理论层面对临床语言学的相关概念做出阐释,揭示语言与人类的认知心理及神经官能有着密切的关系,不仅为言语行为研究提供理论支持,也为言语失调患者,如 AD 患者语言障碍的描述、分析及理论的建立提供基本术语和理论基础。② 系统功能语言学关注语言意义和功能的研究,为患者组和健康组的语料分析提出一条可操作的路径。③ 系统功能语言学丰富发展了语料库建构的理论基础,深化了人们对语言意义单位的认知,有助于对患者的语言现象进行开创性的量化研究。系统功能语言学和语料库的技术也为语言定量分析(大规模文本信息量化、词汇搭配、语境共现等)提供数据支撑,在语境、语域、词汇、语法上互为补充,为人们在系统功能语言学视域下开展 AD 患者言语障碍研究开拓新的空间。

总之,采用跨学科、多学科的研究角度和合作方式,整合与患者言语障碍、康复训练学科关系密切的医学、社会学、心理学等优势资源,如建设大规模汉语 AD 患者多模态数据库、AD 患者语言康复诊疗研究机构等,有助于推动我国相关语言治疗学科的发展,同时也为社会建立和完善 AD 患者养老、医疗等决策和方案提供相关支撑。

阿尔茨海默病患者的
特征和研究综述

阿尔茨海默病的历时研究可追溯至 1906 年德国西南部精神病学者会议上精神病与神经病理学家爱罗斯·阿尔茨海默（Alois Alzheimer，1864—1915年）报道的一例病例。他展示了一位来自德国法兰克福的 51 岁女性患者澳杰斯特·狄特（Auguste Deter）的病理解剖图，这位女性的心智在她去世前的几年间渐趋混乱，丧失了短时记忆，表现出进行性认知障碍，出现幻觉、妄想、忧郁、偏执等症状。爱罗斯·阿尔茨海默医生将从这位女性的脑部所观察到的变化称为"斑块"（plaques）和"纠结"（tangles）。他认为，这些斑块和纠结会阻断神经彼此沟通和传递讯息的功能，导致认知水平衰退。后来，人们以他的名字命名这种疾病——阿尔茨海默病（Alzheimer's Disease，AD）。

1.1 阿尔茨海默病的发病因素

近百年来，世界各地的学者通过多种途径积极探索阿尔茨海默病的成因。研究表明，与阿尔茨海默病发生有关的危险因素很多，主要包括生物因素、脑外伤因素、病毒感染、心理和社会因素、遗传因素等。

1.1.1 生物因素

环境中普遍存在一些生物类毒物，例如健忘性贝类毒素（Amnesic Shellfish Poisoning，ASP），它是由一种海洋硅藻——拟菱形藻（Pseudo-nitzschia spp.，图 1-1）产生的强神经性生物毒素，化学名称为多莫酸（Domoic Acid，DA），是一种兴奋性脯氨酸衍生物和神经毒素，是浮游植物代谢的产物，可以在被藻类污染的海洋食物特别是贝类中检测到，其结构与红藻氨酸和谷氨酸相似，是红藻氨酸受体的兴奋剂（高虹，陈西平，2002）。1987 年，加拿大爱德华王子岛(Prince Edward Island)爆发的流行性重度痴呆症就是由这种海洋硅藻产生的强神经性生物毒素引起的。当硅藻大量繁殖时,双壳贝类等海洋动物能通过摄食藻类饵料而在体内积累大量的DA,一旦被其他动物摄食,就可能导致这些动物中毒或死亡;如果与人类中枢神经系统(大脑海马)的谷氨酸受体结合,就会导致大脑损伤而失去记忆(刘慧,2007),出现认知功能障碍、神经系统麻痹。近年来,更多的学者将生物性、非生物性因素的研究焦点放在酒精、杀虫剂、化工排泄物、空气污染等方面。

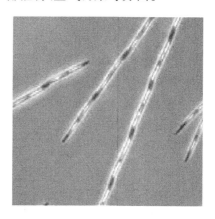

图1-1 拟菱形藻细胞微结构

1.1.2 脑外伤因素

脑外伤包括头部的开放性或闭合性外伤(如战争、交通事故、拳击运动等造成的脑挫裂伤)、硬膜下血肿、硬膜外血肿等。国内外诸多研究发现,阿尔茨海默病患者的脑组织中通常会出现两种特殊蛋白含量的变化,即脑脊液中的微管相关蛋白和淀粉样蛋白。微管相关蛋白为一种跨膜蛋白,广泛存在于中枢神经系统,具有营养神经、保护神经、促进突起生长及突触发生等作用;淀粉样蛋白是其前体在病理情况下的裂解产物,是老年斑的主要成分,其毒性亦可诱导神经细胞凋亡。两种蛋白在脑损伤后的表达与伤情、伤后认知功能障碍、阿尔茨海默病及中枢神经病理生理变化密切相关,且在脑外伤后脑组织中的表达会明显异常。亦有研究表明,脑外伤可引起颅内血管破裂,血液进入血管外,血红蛋白代谢产生的含铁血黄素沉积可能与神经胶质缠结。由此可知,脑外伤与阿尔茨海默病的发生必然存在某些联系,钟宏京、黄河浪(2002)采用1:1配对的病例对照研究,对相关资料进行条件Logistic回归分析、单因素和多因素分析,结果均显示头部外伤史是AD发病的一个重要危险因素。周泽仁、蒋超等(2010)观察了头外伤 1 个月和 1 年后认知功能的变化,证实头外伤 1 年后的 MMSE 评分低于发病 1 个月时的评分,说明脑外伤可引起智能障碍。他们采用固定效应模型,利用 Review Manager 5.2 软件包进行初步综合 Meta 分析;对于二分类变量使用 Mantel - Haenszel 法进行合并分析,证实了颅脑外伤与 AD 发生风险具有显著相关性。研究还表明,男性中脑外伤史与阿尔茨海默病发病风险呈显著相关性,女性中其相关性则不显著。

1.1.3　病毒感染

这里的病毒指颅内感染导致大脑实质及脑功能改变的病毒,如脑炎、神经梅毒、库鲁病等。库鲁病是最早被研究的人类朊毒体病,仅见于巴布亚 - 新几内亚东部高地有食用已故亲人脏器习俗的土著部落,自从这一习俗被废止后已无新发病例。库鲁病潜伏期长,4 ~ 30 年不等,起病隐匿。患者在前期仅感头痛及关节痛,继之出现共济失调、震颤、不自主运动;后期出现舞蹈症、肌阵挛等,在病程晚期出现进行性加重的痴呆,神经异常。震颤及共济失调后出现痴呆是阿尔茨海默病的临床特征。患者多在起病 3 ~ 6 个月内死亡。

1.1.4　心理和社会因素

长期抑郁会引起认知功能下降,逐渐发展为痴呆。很多社会因素(如受教育程度、社交程度、生活方式等)与阿尔茨海默病的产生也密切相关。研究表明,AD 的心理危险因素有无稳定职业、很少阅读书写、心理不健康、婚姻不幸福、教育程度低、很少与人社交等。另外,长期服用一些抗精神病药物可能会影响甚至损害大脑神经细胞功能,导致老年人认知障碍甚至痴呆。早在2001—2004 年,英国就进行了相关实验研究,研究对象为 165 例年龄在 67 ~ 100 岁的中至重度阿尔茨海默病患者。入组前,这些患者服用抗精神病药(硫利达嗪、氯丙嗪、氟哌啶醇、三氟拉嗪或利培酮)至少 12 周;入组后,其中一半患者继续服用抗精神病药,另一半则服用安慰剂。研究发现,继续用药 1 年后,两组死亡率有增加趋势,用药 2 年后死亡率有显著差异。83 名接受精神科药物治疗的患者中,有 39 人于 1 年后死亡。而 82 名服用安慰剂的患者中,有 27 人 1 年后去世。两组死亡患者大多以肺炎为病因。2 年后,服用抗精神病药的阿尔茨海默病患者中有 46% 的人存活,而安慰剂组的存活率为 71%。3 年后,用药组只有 30% 的患者存活,安慰剂组则有 59% 的患者存活(周泽仁,蒋超,2010)。

1.1.5　遗传因素

流行病学科学家发现,遗传因素是影响阿尔茨海默病发病的一个重要因

素。2020年,英国卡迪夫大学研究人员 Rebecca Sims, Matthew Hill, Julie Wil-
liams 等提出了阿尔茨海默病的多元遗传模型(图1-2)。该多元遗传模型认
为,以上多个或全部因素的累积会触发某种级联反应,最终导致阿尔茨海默
病病理观察中发现的细胞和突触减少,阿尔茨海默病不同病程和不同组织间
的损伤模式也不尽相同。模型还认为,一个或数个以上因素的极端变化或全
部因素的适当改变均会导致疾病发生。

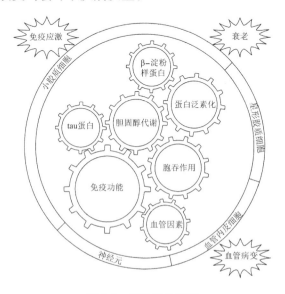

图1-2 多元遗传模型

研究人员表示,基因在阿尔茨海默病(AD)中起着重要作用,迟发性 AD
的遗传率为58%~79%,早发性 AD 的遗传率超过90%。遗传关联为对这种
复杂疾病的病因学理解提供了一个强大的平台。目前已经发现超过50个与
阿尔茨海默病相关的基因位点,表明阿尔茨海默病是由多方面的因素引起
的。晚发性阿尔茨海默病的遗传因素中有一半以上已经被发现,这使得研究
人员能够通过计算多基因风险分数,以高达90%的准确性预测疾病的发生。

1.2 阿尔茨海默病患者的主要行为特征

阿尔茨海默病的病程较长且难以治愈,随着病程的发展,患者认知能力
逐渐下降,严重时出现精神变化,甚至完全失语,最终多器官衰竭。临床特征
主要有记忆障碍、失语、失认、视空间技能损害、执行功能障碍、人格行为改变
等(周泽仁,蒋超,2010)。

1.2.1 认知水平衰退

文献表明,老年人语言衰老的根本原因在于认知老化、生理功能退化、神经退行性等疾病以及其他健康状况的恶化(黄立鹤,2015)。AD 患者和健康老人在多个认知领域有显著差异,AD 患者会出现失认和失用症状,既不能辨认物体,也不能执行原先具备的有目的的行动,如购物时买错东西,或者算错账等情况。也有研究表明,不同的个体出现的认知损害情况并不相同,人的大脑储备容量存在差异,直接影响个体对各种认知病理损害的抵抗力,脑储备容量更大的患者能抵抗更多病理损害,更晚出现相应的临床表现(Stern Y,2002)。阿尔茨海默病早期的最主要的表现是记忆障碍,记忆可分为工作记忆、语义记忆、近记忆、远记忆等,患者的记忆障碍随着病程的发展表现出不同的临床状况:① 轻度痴呆,一般发生在第一阶段(第 1~3 年)。命名障碍多为本病的首发症状,表现为新近发生的事情很难回忆起来,生活中常常不修边幅,做事丢三落四,忘记重要的事情、电话号码、人名、地名等。但此阶段对年代久远的事情记忆相对清晰。② 中度痴呆,一般发生在第二阶段(第 2~10 年)。随着时间的推移,记忆力明显下降,说过的话或做过的事情容易被遗忘,语言表达能力上出现问题,无法准确表达意思,反复问同样的问题,重复同样的话。③ 重度痴呆,一般发生在第三阶段(第 8~12 年)。患者一般不知道自己的姓名、年龄,不认识亲人,丧失对一些事物的判断能力,如花好多钱去买一些地摊货,分不清食物新鲜与否,严重的甚至会直接闯红灯过马路,此时患者做量表检查已不能配合,晚期可见行走困难,生活完全依赖护理,完全失语,最终昏迷,一般死于感染等并发症。

1.2.2 情感抑郁淡漠

阿尔茨海默病的早期患者常常处于抑郁状态,当患者的视空间能力下降、语言资源受损时,表现出回避与人交往,冷漠、焦虑、幻觉、妄想、多疑、偏执、暴怒。检查可见早期患者仍能保持正常仪表,遗忘、失语等症状较轻时患者的社交行为无明显异常,但严重时表现为情绪焦躁、易怒或抑郁,偶尔会有攻击行为。这些精神神经症状中,淡漠是阿尔茨海默病所有阶段中最持久的症状,轻度患者常表现出淡漠、抑郁、焦虑等情感症状;中度患者则以幻觉、妄想、攻击行为为主;重度患者的精神行为症状逐渐减轻甚至消失。20 世纪 90 年代以来,人们对阿尔茨海默病的精神行为临床表现日益关注,患者的行为改变可通过阿尔茨海默病病例行为评分表(behavioral pathology in Alzheimer's disease rating scale,BEHAVE-AD)进行评定。该量表由 Reisberg 等于 1987 年制定,用于评定患者非认知行为障碍,编制时借鉴了简明精神病评定量表(BPRS)、抑郁量表(Hamilton,HAMD)、老年临床评定表(Sandoz,SCAG)、Blessed痴呆量表的内容(周泽仁,蒋超,2010),可全面、有效地评定患者的行为和精神状态,目前在国际上被广泛采用。

1.2.3　进行性言语失调

阿尔茨海默病患者临床上以记忆减退、言语障碍、行为异常为主要特征,导致进行性言语失调甚至失语,给患者的学习、工作、家庭生活、人际交往等带来了极大的困难。其中,言语障碍在疾病早期就有所呈现。语言功能的损害可分为三个方面:找词能力、句法能力和语篇能力。词汇方面出现找词困难是AD早期症状,一开始是个别词语提取困难,后来会逐渐严重,有的患者还会因找不到正确的词而自创名称,例如手表,会被说成"手上的时间"。

Martin和Fedio(1983)对AD患者找词困难的具体情况做了对比实验,主要衡量轻度患者的语义知识及应答质量。研究结果表明,AD患者的语义知识(涉及概念词和同义词)与命名能力受损相比要轻一些。Nebes(1992)从认知的角度对找词困难做了文献梳理,与找词困难紧密相关的是概念意义的使用。概念的上下位关系是一种基本的语义关系,用于本体、知识库、词典的构建和验证,给定概念C1和C2,若C2的外延包含C1的外延,则认为C1和C2具有上下位关系,称C2为C1的上位概念(hypernym),C1为C2的下位概念(hyponym),判断ISA(C1,C2)是否成立的简单方法是看句子"C1是一种/类/个C2"是否可以接受,如昆虫是蝴蝶的上位概念就是常见的一种。有些研究表明,AD早期易出现下位概念词使用障碍,上位的较抽象的范畴概念使用障碍在AD晚期才会出现(Nebes,1992)。另外,AD患者在视觉空间定位和定向上往往会出现障碍,由此导致空间词语的空间指示词用法错误。患者对语用场景的实景认知也会出现障碍,语用的适切原则难以得到遵守(顾曰国,2019)。患者在对言语行为(特别是施事行为)的理解与执行上,理解可能没有问题,但由于记忆力障碍,无法把理解后的语言付诸行动,例如可以理解"把快递带回来"这个言语行为而忘了去做"把快递带回来"这个实际行为。

在句法层、音系层的研究表明,轻度AD患者的发声、流利和句法能力尚保存完好,但是产出的语言和写作时所使用的句法会比较简单(Appell等,1982)。话语理解方面,AD患者的话语可能是流利的,但缺少实质性内容,一些研究人员据此推测,AD患者的组句能力没有受损,受损的是遣词能力和句子的语义的表达能力(赵俊海,2012)。连续话语方面,Bayles等(1982)对患者会话中应答赘问做了实验型的研究,发现患者与正常人相比应答赘问显著增多,而且病情愈严重,赘问频率愈高。话轮方面,患者对听者需求的敏感性逐渐降低,倾向于自我唠叨,缺少正常交谈的话轮转换。人际关系处理方面,刘红艳(2006)对三对正常老人和智退症患者进行对比研究,初步发现"老年性痴呆患者都保留了一定的社交语用能力……基本能够恰当使用称呼语;在日常社会交往中能够较自如地使用社交类简单言语行为及礼貌标记语……患者人物概念发生混乱或无法准确判断人物之间的关系,谈话时甚至失去另一谈话人存在的意识"。黄立鹤(2015)对老年人语言衰老现象做了文献梳理,老年人的阅读及语篇理解能力均与其认知能力变化密切相关,工作记忆老化对语言理解能力和阅读理解能力具有显著影响。老年人在注视某个词时可能更倾向于猜测下一个词的内容(王丽红,白学军,闫国利等,2012),但在句子理解时预测其后可能出现词汇的能力较弱。另外,老年人阅读模式和加工策略与年轻人不同,其阅读知觉广度发生老化,可能与逐渐下降的工作记忆容量有关(王丽红,石凤妍,吴捷等,2010)。他们利用语境信息辅助进行语义加工的能力下降,而词汇加工与年轻人相比基本相同(Federmeier,Kutas,2005)。以上研究结果让我们看到了老年人在语言理解、语言产出、言语交际策略等方面与年轻人的不同之处,有助于进一步研究老年人认知衰退及老年语言加工特征、总结老年人语言衰老的普遍规律和相关机制,解释诸多老年语言现象。

1.3 阿尔茨海默病患者话语研究的可视化图谱分析

语言是人类表情达意、沟通交流的重要方式,言语失调(例如阿尔茨海默病、口吃、失语症等)成为困扰人类思维和科学发展的难题。系统功能语言学方法论价值的凸显,为临床话语分析搭建了一个基于意义的分析框架,为人们认识言语失调现象提供了一个全新的视角。功能语言学高度关注语言的意义和功能,即人们在真实语境中表现出来的交际能力,且功能语言学在理论层面上具有神经生理基础,有望结合神经学的社会符号模型为言语失调患者的康复提供一条可操作的路径(潘玥,2020)。

言语失调严重影响人们的正常生活,受到了医学、心理等各界的高度关注。"临床语言学"这一术语最早出现在20世纪80年代(Crystal D,1981)。随着临床语言学范围和领域的扩展,Ball和Kent(1997)认为,"临床语言学既可以将语言学或语音学的分析方式应用于解决言语失调问题,研究的成果反过来也能促进语言学或语音学的发展"。人们可以通过临床话语分析洞察言语缺陷患者的记忆、认知能力、言语和社会行为（Orange，Kertesz，2000）。具体做法是通过对患者的言语特征进行分析，进而发现患者的神经认知功能状况（Asp，de Villiers，2010）。研究表明，言语障碍或失调并不是一种同源性的单纯的疾病，它的发病机制和病症起因极其复杂，目前在神经学、心理学、语言学等众多领域中还没有明确定论，而言语可以有效、灵敏地反映患者大脑神经认知功能的活动状况，每一种言语失调患者的话语均存在差异性，这是由于人与人之间在大脑皮质的结构和脑动脉走向分布上存在着差异，但是不同类型的言语失调在临床表现上总是相互交叉的且不同脑区受损可能造成同一种失语症。目前已知的言语障碍类型可分为布洛卡失语症、维尼克失语症等八大类型（刘宇红，2007）。语言是大脑思维的外壳，现代医学主要从 CT 影像和神经结构解剖图中探究人脑语言的运作，但创伤性限制了其在临床上的推广，而将语言功能的变化作为言语失调患者诊断的参照，从系统功能语言学视角下对患者的话语进行分析，探讨患者的会话语境、意义建构和话语理解与生成具有极大的优势。将语言学理论应用于言语缺陷的诊疗方面已有先例，据美国北卡中央大学病理语言中心统计，语言康复已产生巨大的产业效益。在美国，仅 2011 年门诊语言康复的年收入就高达 57 亿美元，2016 年接受语言康复治疗的人数多达 740 万，营业额达到 184 亿美元（廖敏，高立群，2017），主要集中于听障人士、自闭症儿童和创伤性脑损伤者，为患者的言语交际提供必要的干预和辅助。我国的临床语言学起步较晚，还处在一个有待开拓的领域，主要依赖于电击、针刺、低频重复经颅磁刺激等物理疗法，而构音训练、命名训练时间持续较长，效果并不显著，患者和家属往往会失去信心，放弃治疗，造成病情进一步恶化。

2018 年，美国国家衰老研究所和阿尔茨海默病协会（National Institute on Aging – Alzheimer's Association，NIA – AA）指出，阿尔茨海默病是"一种起病隐匿的、进行性、长期发展且不可逆的病理性神经失调疾病"。AD 患者的病情会逐渐恶化，最终丧失认知能力乃至生命的尊严。以往主要依靠临床症状、量表测试、脑脊液生物学指标及影像学辅助检查等对 AD 患者进行综合诊断。就语言功能而言，患者可能在短短几年内由最初的记忆障碍、言语失调逐渐发展为重症失语。鉴于语言是人类独一无二的重要功能，言的功能与神经功能、认知功能之间有密切的联系，因此近年来众多研究者借助语言学相关理论与手段对 AD 患者的种种言语行为进行跨学科的多维研究（图1-3），并取得了丰硕的研究成果。本书拟借助 CiteSpace 文献计量学软件,将文献之间的关系以科学知识图谱的方式可视化地呈现出来,以梳理过去的研究轨迹,并揭示未来的研究前景。

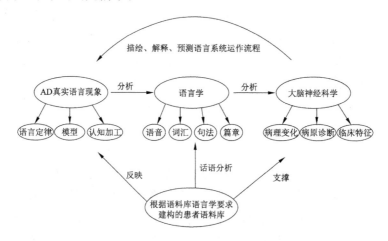

图 1-3　AD 语言现象研究流程图

早在 20 世纪 80 年代,国内外学者就尝试从语言的使用维度来研究言语失调的问题(David Crystal,1981;Cummings,1986),具体做法是通过记录、分析患者话语来判断患者的记忆、认知和行为能力(Asp,de Villiers,2010)。神经学、心理语言学的研究表明,言语可以有效、灵敏地反映出一个人大脑认知功能的活动状况,且句法加工的神经表征需要额下回和颞-顶区域组成的强左偏侧网络(Shafto,Tyler,2014)。解剖学研究指出,前额叶和顶叶生理老化相对较早且速度较快,因此随着年龄的增长,易发生认知障碍,产生言语失调(Harley,Oliver,Jessiman,2013)。患者的话语均存在不同的个体特征,不同类型的大脑结构或功能的改变亦能导致同一种失语症。近年来,众多学者开始对 AD 患者语言功能失调的类型展开多维研究。

1.3.1　AD 患者话语分析的研究主题量化分析

CiteSpace 是一款文献计量学软件,能够将文献之间的关系以科学知识图谱的方式可视化地呈现出来,既可以梳理过去的研究轨迹,也可以对未来的研究前景做出清晰判断。笔者对 Web of Science 和 CNKI 数据库收录的相关文献,通过可视化分析软件 CiteSpace 文献计量学研究分析方法,侧重语言学对 AD 患者早期认知障碍的关联、干预方法、手段等方面的研究成果与动态,探索 AD 患者话语研究热点及未来发展趋势。文献检索来源于 WOS 数据平台核心集,时间跨度为 1980—2020 年,在主题词一栏输入"Alzheimer",共得到 175949 条记录,再在结果中筛选"language",最终得到 3041 条记录(图 1-4)。

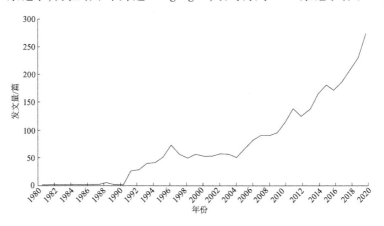

图 1-4　1980—2020 年发文量统计

1.3.1.1　期刊与会议论文的计量分析

从文献发表曲线看出,1980—2020 年整体研究数量呈上升趋势,2005 年以前发文数量较少,2015—2020 年期间发文量显著增加。

随着人们逐渐认识到 AD 患者早期语言的异常早于行为和精神的异常,越来越多的学者开始从语言学的视角关注 AD 患者。由于患者晚期的药物疗效不佳,早期语言障碍的发现与矫治受到专家学者的高度重视,因而近 10 年来此类文献数量明显增加。

对录入前十名的发文机构数据(表 1-1)进行可视化分析(图 1-5)发现,美、英科学家在 AD 语言研究方面处于领先地位,取得了丰硕的成果,发文量居首位的是美国加利福尼亚大学旧金山分校,共 77 篇。从文章的中心性来看,美国中心性最高,足以证明其在该领域研究中占据着举足轻重的地位。再看亚洲地区,Sungkyunkwan Univ(韩国成均馆大学)发文量为 26 篇,排名 17,中心性 0.08;我国复旦大学的发文量为 8 篇,且其在相关领域的研究成果较少,在该领域研究中的中心性较低,说明我国这方面研究的综合实力与欧美等发达国家之间还存在一定的差距。国际阿尔茨海默病协会(Alzheimer's Disease International,ADI)发布的《世界阿尔茨海默病 2019 年报告》指出:"……2019 年,全球估计有超过五千万名 AD 患者,相当于每 3 秒钟就有一例新发 AD 病例,预计 2050 年将达到一亿五千两百万人。"而我国是世界上 AD 患者人数最多的国家,更应积极应对危机,加强这方面的研究。

表 1-1　1980—2020 年主要发文机构统计表

排名	频次	中心性	年份	机构
1	77	0.35	1998	Univ Calif San Francisco
2	65	0.12	1997	Univ Calif San Diego
3	63	0.19	1998	Univ Toronto
4	60	0.08	1998	Univ Calif Los Angeles
5	58	0.23	2003	UCL
6	55	0.1	2005	Mayo Clin
7	52	0	1998	Univ Penn
8	49	0.23	1999	Columbia Univ
9	48	0	2004	Northwestern Univ
10	39	0.08	1998	Univ Cambridge

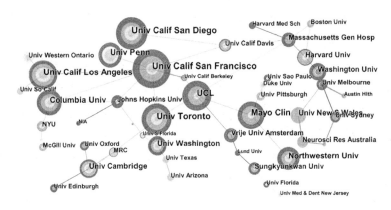

图 1-5　AD 研究机构共现图

1.3.1.2　研究热点和主题词聚类分析

为分析近 40 年来国际上关注 AD 语言研究的主题聚类,使用 CiteSpace 软件的聚类算法,对 WOS 检索到的 2866 篇关于 AD 的文章的关键词进行聚类,并依据 LSI/ LLR/ MI 算法提取标签,可将 AD 主题词概括为额颞痴呆、原发性退行性痴呆、认知、语义记忆、特征、注意力、执行功能、轻度认知障碍、年龄,如图 1-6 所示。

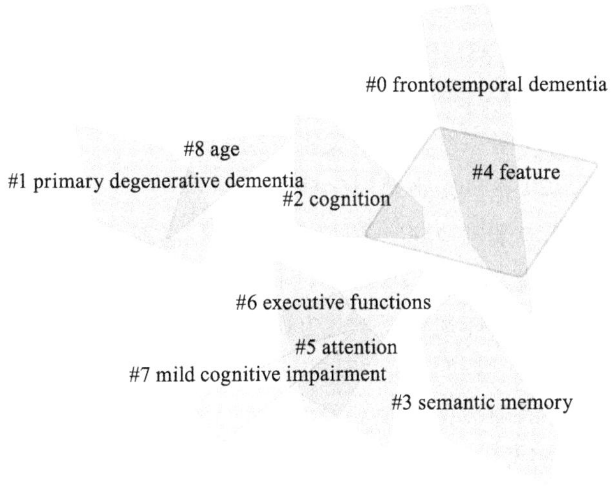

#0 frontotemporal dementia

#8 age
#1 primary degenerative dementia
#2 cognition
#4 feature

#6 executive functions
#5 attention
#7 mild cognitive impairment
#3 semantic memory

图 1-6　AD 主题词聚类分析

将关键词整理后得到表 1-2。

表 1-2　AD 研究领域关键词分类汇总

聚类主题	包含关键词
语言与病理研究	额颞叶病变、萎缩、大脑皮层退化变异、局灶性皮质萎缩变异、神经退行性变异、运动神经元病、皮质基底变异、胆碱酯酶抑制、载脂蛋白
失语类型研究	迟滞型失语、非流利性失语、阿尔茨海默型失语、非阿尔茨海默失语、布洛卡失语症、传导性失语症、皮质下运动性失语症、皮质下感觉性失语症、完全性失语、构音障碍
语言缺陷研究	句子理解缺陷、失语症、语言流畅不足、听力障碍、认知储备、语用能力障碍、洞察力下降、情景记忆、读写能力、连贯缺陷、语法复杂性、命名困难、自然语言处理、停顿研究、双语经验
患病因素研究	年龄、受教育程度、心理状况、与人沟通交流、Ⅱ 型糖尿病、多发性硬化、抑郁症、焦虑、肌萎缩侧索硬化症、体育活动
AD 病诊断和护理研究	认知能力评估、核磁共振成像、断层扫描、模型假设、药物开发、语言的早期诊断、言语康复训练

图表显示,1980—2020 年间该领域的研究主要围绕 AD 记忆障碍、认知能力、听障、数字分析、失语症等相关内容展开。对高频词汇进行分类后发现,40 多年来科学家们对 AD 患者语言功能方面的研究可以总结为两大类:一类侧重病理语言学,比如不同的大脑解剖位所对应的语言功能的控制研究、大脑病变发生的部位和程度所导致的言语障碍的种类及临床表现,又如呼名性失语症(因颞叶前部分支动脉闭塞造成)、感觉性失语症(因顶叶深部视放射

纤维颞叶损害造成）、传导性失语症（因顶叶前去分支动脉闭塞导致）等；另一类侧重语用学，如研究 AD 患者话语，洞察患者的记忆、认知能力、言语和社会行为，更加关注患者语言的接受和使用状况，对患者的言语特征进行分析，逐步建立起语言与非符号系统之间的关系。

1.3.1.3　近 20 年研究主题演化脉络

用同样的方式对知网 2000—2020 年的文献（包括期刊、会议、学位论文）进行检索和分析研究，发现近 20 年来，国内外关注 AD 患者语言方面的学术研究主题演化脉络主要体现在以下几方面：

（1）AD 患者的大脑与行为关系的研究。相关文献资料有关于 AD 患者脑部病变定位与言语障碍的表征相结合的研究，AD 患者语言的自然信息加工、处理等方面的研究，也有结合影像学辅助对 AD 患者大脑中的语言系统（语义、词汇和音系层面）所对应的不同脑区功能的研究，相关成果在 20 世纪 80 年代早期一度成为热点。

（2）AD 患者言语行为和心理方面的研究。研究者开始将言语行为理论、会话含义、个体及社会情境、语用策略等理论和手段运用于各类言语障碍、言语交际失调的研究中，表明人们开始逐渐关注语言的具体使用情况，特别是具有关键作用的社会语境对患者语言理解和产出的影响。

（3）更加关注不同语言的 AD 患者语言特征。我国是世界上 AD 患者数量最多的国家，对汉语 AD 患者语言功能的研究也逐渐开始。近几年来，借助丰富的自然语料和先进的语言分析技术，不同语言的 AD 患者话语比较研究也成果频出。已有部分学者采用大数据挖掘的技术和工具、语料库语言学的方法和手段对 AD 患者的语言特征进行了较为前沿的研究（赵俊海，2012，2014；刘红艳，2014；等），但全球范围内尚未建立大规模患者数据库。一些非言语现象（如肢体动作、面部表情、情感类行为等）也在 AD 患者语言研究中占有不可忽视的地位，我国学者吴国良、徐训丰、顾曰国、张永伟（2014）将多模态语料库方法作为痴呆患者言语障碍的一种重要研究方法，由于 AD 是一种进行性疾病，处于不同阶段的患者，其语言特征也各不相同，认知衰退进程、发病时间、语言损伤的程度等都需要通过历时研究进行详细记录。

（4）关注语言意义和系统功能的研究。学者们开始认识到语言不是定义精确的系统，也不是合乎语法规则的句子集合体，而是一个庞大的意义潜系统，因此对语言的研究必须结合语境（Chapelle，1998）。杨信彰认为，人不是孤立于交际语境之外的，而是时刻观察、解释和影响语境，并把语境纳入自己

角对患者话语进行了考察,Penn(1988)设计出一套训练患者交际能力的"发展失语症交际能力"程序,包括重新学习法、脑功能开发、机能重组法等(崔刚,1998),Ellis(1996)、Dijkstra(2004)等从语篇功能的视角对患者话语的衔接、连贯机制做了研究。随着计算机模式识别和信号处理技术的快速发展,Vertanen K,Trinh H,Waller A(2012)成功地将预测算法引入辅助、替代沟通设备;马蓉蓉(2013)、郑义东(2017)等结合语音识别技术和辅助沟通增强与替代系统的技术特点,优化了言语康复训练的语音识别、电子语音输出技术,实现了运行于 Android 移动设备上的儿童言语沟通及康复训练,这些成果也为 AD 患者的语言康复研究提供了诸多有益的启示,有望在不久的将来应用到多种言语失调症的康复训练中。

AD 患者的语言功能研究已成为国内外临床语言学所关心的重要领域,本书基于大数据挖掘,对国内外 AD 语言学研究的主题脉络做了总结与梳理,厘清了语言学在患者语言障碍研究方面的价值和意义,以期为 AD 语言学诊断和康复治疗提供新的思路。此外,系统功能语言学以小句为意义单位,表达意义的过程就是从语言各子系统中有意识地进行选择的过程,强调语言在真实语境中的使用,具有很强的操作性和实用性,可望据此发掘言语缺陷患者的语言资源,寻找有效的交际和言语康复训练方法,改善患者的语言功能。可以预期的是,系统功能语言学在 AD 诊治方面的应用研究还将不断深入,并取得更为丰硕的研究成果。

语言的老年化以及阿尔茨海默病的临床诊断

第 2 章

1979 年,Cohen 首次提出"gerolinguistics"(老年语言学)这个概念,将其作为心理语言学的分支之一。老年语言学的研究对象是老年人运用的语言系统的性质、结构及其变化规律和言语交往问题,包括老年语音、音位、词汇、语法、修辞、文字等和老年人语言风格的灵活性、阅读技能障碍,以及双语老人第二语言的丧失等。近 20 年来该领域发展迅速,业已进行的研究集中于语言障碍及神经机制等诸多问题,其中涉及医学领域的如老年护理、心理问题、康复理疗等相关的研究较多,而中国对老年语言学方面的关注甚少(黄立鹤,2015;宁美娟,2012;战菊,2010)。"人们随着增龄,语言由无损衰变到有损,对老年人来说,高频、连续出现的语误从起先能自纠,再慢慢蜕变为不能自纠,最终发展成语障……"(顾曰国,2019)。因此,老年言语失调患者的系统跟踪调研对于早发现、早干预,延缓患者语言能力衰退,提高老人晚年生活质量具有重要价值。

2.1 老年化与言语失调

语言是人类最重要的交际工具,随着年龄的不断增长,老年人的生理及心理会发生一系列的变化。目前学界普遍把 60 岁以上的人称为"老年人"(华宏鸣,2013)。老年人在语言的理解、接受和产出方面与其他年龄段的人群存在一定的差异,最为常见的就是由 AD、脑卒中引发的言语失调。随着我国进入老龄化社会,AD 患者的数量逐步上升,患者非常明显的一个特征就是语言功能受损,容易出现命名困难、句法错误,句子缺乏连贯性,甚至失去语用交际能力等问题。目前,我国主要采用反映总体认知功能的 MMSE 检查。

相关量表在患者语言能力测试、言语障碍特征的提取方面更多地关注语义和命名（记忆力）维度，较少涉及语音、句法和语用层面，且测试得出的数据多为诱导数据，较少关注自然语言，在 AD 疾病预防和诊断方面无法发挥言语特征的外显优势。后续将采用随机采访的手段，多渠道收集患者的自然话语，从 AD 患者言语功能出发，建立多模态患者语料库，结合相关神经心理学评估量表中的语言能力检测项目，为未来量表优化和 AD 患者言语失调研究提供思路。

2.1.1 感知能力下降引起的言语困难

随着年龄的增加，老年人的内耳发生退行性变化，耳蜗基底部的支持细胞逐渐萎缩，听觉功能也开始退化，"和耳蜗振动相关的组织结构发生萎缩和变硬，导致由低频开始到高频声音的听觉缓慢丧失。听觉通路中神经元的数量变少以及在迷路中淋巴的生物电特性与化学成分发生变化，遇到高频声音时，老年人会丧失听觉或者只能听到非常小的声音"（李宇峰，2016）。相关研究结果表明，在音段感知方面，老年人分析简短声音信号的能力随着年龄的增长而降低。衰老降低了老年人元音识别时对快速变化线索的处理能力，也降低了其辅音识别能力（Donaldson，1986；Slawinski E B，1996），噪音会影响老年人对声音的感知情况，表现在噪音影响老年人对声音时间信息的分辨能力（Mukari Z M S，Wahat N H A，Mazlan R，2014；Jin S H，2014），"影响沟通交流的最广泛的年龄相关变量是听力灵敏度"（Meyerson M D，1976），老年人在话语交际时，常常会由于对方说话的音量小、语速变化快、背景杂音干扰等因素无法准确接收信息，特别是重度听力损失的老年人尤其明显（宁美娟，2012）。有的老人由于听损时间长，造成心理障碍，逃避交际，从而引发更为严重的交际困难。笔者对此做了调查，选取了 40 名男性和 40 名女性，年龄在 60~85 岁之间，做了"听力下降对言语交际的影响"的调查问卷，统计结果见表 2-1。

表 2-1 "听力下降对言语交际的影响"调查问卷统计结果

影响程度	调查人数	占比/%
有严重影响	19	24
存在较大影响	23	29
有影响，但影响不大	35	43
完全没有影响	3	4

调查对象对该题的选择差异达到显著水平，$P < 0.001$，由 t 检验可知，选

项1与2、选项1与3、选项1与4差异均显著,选项2与3差异不显著。调查发现,老年人听功能减退会影响他们的言语知觉能力和理解能力,造成交际失误。例如:

樊＊＊,男,77岁,江苏镇江人。

樊:小伙子啊,几点钟啦?

路人:三点半啦。

樊:啥扁担?

路人:……

由此可见,听力是影响老年人言语交际能力的关键性因素,这一结论与国外学者 Meyerson M D(1976)提出的观点"听力灵敏度下降是引起老年人言语交际障碍的最广泛因素"相一致。接下来,笔者对以上被试人员做了"说话音量对言语交际的影响"的调查问卷,以期弄清楚在平时和老年人进行交流时,应如何恰当地把握谈话音量。为此,我们针对老年人的谈话音量需求情况进行了调查,统计结果见表 2-2 。

表 2-2 "说话音量对言语交际的影响"调查问卷统计结果

说话音量	调查人数	占比/%
大声	12	15
较大声	37	46
正常音量	20	25
无所谓	11	14

以上数据显示,约有一半的老年人希望对方在交谈时采用较大的音量。有些听力障碍的老年人,在与人交谈过程中会不自觉地提高自己的音量,在使用手机、电视机、收音机等设备时也倾向于将音量调至最大。除了听力下降影响交际外,Hoffmann 等(2010)研究发现,母语为匈牙利语的早期 AD 患者在言谈时的犹豫率显著高于正常组;Martinez-Sanchez (2013)研究发现,AD 患者在朗读任务中的语音清晰度下降,发音时间效率低,停顿次数和停顿比例增加(黄莉鹤,2019)。Meilan 等(2012)利用 Praat 软件①对 AD 患者进行语音

---

① Praat 是一款强大的语音分析软件。它能够帮助语音学家分析、综合和操作讲话,记录音频或导入现成的音频文件,包括光谱、音调、强度和格式的基本分析,支持通过创建不同的脚本自动化完成任务;还能够用于合成语音、统计分析语言学数据、辅助语音教学测试等。用户可以通过 Praat 创建或编辑声音,同时也可以创建一个过滤器,或从现有的源提取声音。

力、肌肉力量及动作速度都明显下降。要说明的是,随年龄的增长反应能力下降的重要原因是大脑认知功能下降(贾建平等,2015)。老年人无法像年轻人那样快速准确地处理信息并做出反应。这可能是老年人很难理解快速讲话的人的语言的一个深层原因。

2.1.2.4　言语功能

目前,国际上最常用的言语功能量表是波士顿命名测验(Boston Naming Test,BNT)。BNT由Kaplan,Goodglass,Weintraub(1983)编制,最初发表时内容包括60幅线条图,1986年该量表被分为难度相等的2个版本,各有30幅图片,作为治疗前后随访对比。后来,韩国学者选取其中15幅图片做了修订版,经实验证明其可行性良好。言语流畅性测验(Verbal Fluency Test,VFT)最早出现于Spreen和Benton(1969)编制的“失语综合检查法”中。我国目前使用频率较高的版本要求被试者在1分钟内尽可能多地列举某个种类的蔬菜、水果或动物的名称(不包含重复数)。常见的语言输出功能退化是词汇唤起困难,谈话时通常缺乏重点或较易偏题(贾建平等,2015),由此可见,对远期信息的回忆能力下降、词汇唤起困难、对无关信息抑制能力下降等也是引起老年人言语沟通障碍的重要因素。西方病理语言研究往往选取临床治疗中获取的音频语料作为研究对象,且其研究主要集中在对AD患者话语的词汇、句法及语义等方面。此类研究大多基于实验室数据,对患者在即席话语互动场合中使用的自然语言的关注度不高。还有学者认为,对于老年AD语言的研究大都归结为“病理”语言、有缺陷语言的研究范畴,忽略了患者保留的正常话语的能力(赵俊海,2012)。研究表明,认知老化或大脑组织结构性改变可能会直接影响AD患者的话语能力。Altmann等(2001)发现,母语为英语的AD患者最常出现的句法错误是语言缺失功能词(助动词、指示词和代词),同时还存在介词误用、不及物动词与反身代词误用。Sajjadi等(2012)发现,AD患者在动词的时态、语态方面常常出现大量的误用,尤其表现在第三人称单数和动词过去时不规则变化方面(黄立鹤,2019)。Fraser等(2016)指出,AD患者语篇的容量、平均词长均小于对照组。刘建鹏和赵俊海(2017)研究指出,AD患者会使用更少的句法成分,包括并列句、主从句、省略句等,且述位结构简单,出现更多词汇重复、语法更正、错误修订的现象。但是以上研究都是基于欧洲语言的研究,汉语最大的特点是没有严格意义上的形态变化:名词没有格的变化,也没有性和数的区别;动词不分人称,也没有时态。这一不同于欧洲语言的特点,使得在历史上很长一段时间内,汉语被很多语言学家认为既没有语法也没有词类,就连20世纪著名的历史学家威尔·杜兰在《文明的故事》第一卷《东方的遗产》一书中,仍旧认为汉语没有语法和词类,甚至很多语料库分析的工具都是基于母语为英语的使用者设计开发的,极少涉及汉语。接下来的研究中,我们将尝试采用自建的多模态语料库,结合系统功能语言学相关理论和神经语言学实验技术方法,进一步考查中轻度AD患者的语言能力与认知水平之间的关系。在这个层面上,AD患者与健康老人的语篇产出的区别最为明显,Sajjadi等(2012)和Ash,Grossman(2015)指出,AD患者主要在衔接与连贯上与正常组有显著差异。研究表明,AD患者在视觉空间的定位和定向上往往会出现障碍,由此导致空间指示词用法错误,语用场景的实景认知也会出现障碍,语用的适切原则难以得到遵守,对言语行为的理解障碍及记忆力障碍等多重因素造成无法把理解后的语力付诸行动,且AD患者经常独自连续说话,对听者需求的敏感性逐渐减小,难以进行正常的话轮交换,重复赘说、应答赘问频率明显增多(顾曰国,2019)。刘红艳(2006)对AD患者在人际关系处理方面的研究表明,患者都保留了一定的社交语用能力,基本能够恰当使用称呼语,在日常社会交往中能够较自如地使用社交类简单言语行为及礼貌标记语。患者的人物概念发生混乱或无法准确判断人物间关系,谈话时甚至失去另一谈话人存在的意识。值得提及的是,华裔学者张复伦团队利用循环神经网络(Recurrent Neural Network,RNN)成功解码脑电波,通过记录皮质神经信号,编码咬合关节运动的表征合成可听语音,有望帮助AD患者和其他神经受损的失语症患者与外界交流(图2-1)。

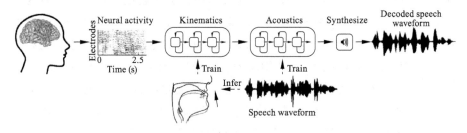

图 2-1 口语句子神经解码的语言合成过程示意图

语言的脑机接口系统要真正成为一个临床可行的工具还面临诸多挑战,例如情感的识别、语境的影响等。但毫无疑问的是,目前通过认知信息加工的技术让言语障碍的人重新获得自由,如说出心声的能力,与现实世界重新建立联系仍需要关注患者的语用能力,即说话人使用语言建构"意义",表征现实世界或内心世界的过程。

综上所述,认知能力反映出人脑认识和客观事物心理信息加工的水平,认知水平包括记忆力、语言能力、视空间水平、控制执行能力、理解判断、分析计算能力等多个方面。结合神经影像、病理解剖及生物学等来看,一旦人脑的结构发生损害,例如大脑皮层、内侧颞叶萎缩、海马区神经元细胞等受损,都可能引起认知功能减退,导致患者出现健忘、言语困难、性格行为改变、生活无法自理等症状。

2.1.3 老年人认知障碍对言语交际的影响

诸多研究表明,老年人的语言理解和产出能力与言语加工等相关的大脑皮质及皮质下机制的变化有关(郭启浩,2006)。人的记忆力、注意力和时间控制能力会随着年龄的增长而衰减,这些都可能影响语言的综合运用能力,对日常交际产生重要影响。

笔者收集了2019年1—6月江苏镇江丹徒生态养老院内20名健康老人和20名轻度AD患者的语料,这些轻度AD患者有认知功能受损或精神行为异常的表现和客观证据,两组被试人员的性别、年龄、教育程度等人口学资料差异无统计学意义($P > 0.05$,具有可比性)。采用简易精神状态量表(MMSE)进行认知障碍筛查,主要涉及定向力、记忆力、注意力、计算力、回忆力、语言能力、复制图形能力七个方面,对采集到的数据进行利用分析SPSS 22.0(表2-3)。结果发现,轻度AD患者的MMSE总分及各分项得分均低于对照组,其中总分及定向力、注意力与计算力、回忆力、语言能力均显著降低,差异有统计学意义($P < 0.05$)。轻度AD患者MMSE评分影响因素的多因素线性回归分析如下:回归模型为$R = 0.365$,调整后的$R^2 = 0.124$,F值为15.051,$P < 0.001$。回归方程为$Y = 32.180 - 0.137X$,其中X代表年龄。总的来说,年龄越大,MMSE评分越低,$\beta = -0.365$,$P < 0.001$。病程、性别、受教育年限均对MMSE评分无影响($P > 0.05$)。

表2-3 AD患者组与健康老人MMSE总分及各项得分对比

组别	定向力	记忆力	注意力与计算力	回忆力	语言能力	复制图形能力	MMSE总分
轻度AD患者	8.74±2.21	2.91±0.13	3.25±1.71	1.73±1.02	7.31±1.67	0.93±0.47	20.14±0.26
健康老人	9.47±2.03	7.34±0.34	5.62±1.91	5.75±1.51	9.02±1.33	1.74±0.27	28.71±0.56

続表

组别	定向力	记忆力	注意力与计算力	回忆力	语言能力	复制图形能力	MMSE 总分
t 值	8.001	1.359	3.971	7.473	4.021	1.039	7.931
P 值	<0.001	0.193	<0.001	<0.001	<0.001	0.284	<0.001

AD 患者表现出显著的认知功能下降,定向力、注意力、计算力、回忆力、语言能力等各方面均受损,最主要的表现为对熟悉的物品命名困难,结合患者头颅 CT 或 MRI 报告,发现均有不同程度的颞叶萎缩,且会随着病程的发展进一步衰退,最终完全失语的患者显示出广泛性脑萎缩。通过对比 AD 患者和健康老人的 MMSE 评分发现,AD 患者早期即出现以定向力、记忆力、回忆力及语言能力下降为特点的认知障碍模式;健康老人随着年龄增长,认知功能也会有一定程度的减退,但在话语理解和言语产出上并无明显障碍,其 MMSE 均分在 28 以上,与 AD 患者有显著差异。随着病情加重,AD 患者逐步表现为全面的认知功能受损,而非以单一的某个认知域为突出特点。由此可见,我们应对 AD 患者的认知障碍及语言功能进行多模态评估,采取更广泛的语言学统计和测量方式,结合脑脊液生物学标志物、神经影像学资料、脑电位实验等进行患者语言与认知功能的长期跟踪调查。

2.1.4 老年人发音的变化

Mysak E D(1959)对老年人的发音进行了深入研究,指出人的声音及语速在正常老龄化过程中往往会降低,存在停顿时间延长、发声不流畅等现象。究其原因,随着年龄的增长,老年人听力存在不同程度的下降,注意力集中困难,语言清晰度易受到混响和噪声的干扰。与年轻人相比,老年人对语言的识别、理解、产出存在更多困难,因此在交际的过程中,往往会不自觉地提高嗓音,降低语速。Meyerson M D(1976)指出,听力衰减引起的听觉反馈减少也会影响重音、韵律和音调变化的模式。梁莺、黄魏宁等(2000)利用计算机对146 例正常老年人嗓音声株信号进行频谱分析,发现老年人嗓音基频下降,80 岁以上男性基频升高,谐噪比随增龄下降,而振幅微扰商升高……这些变化说明老年人发音功能有一定程度的衰退,应有意识地加强发音训练(如采用喉肌放松发声法等)延缓发声机能下降的速度。

2.1.5 老年人语义能力的变化

相比成年人,老年人普遍存在语义记忆检索异常、错误记忆(由语义激活过程的累计与有效检测受阻产生)、语义启动慢、心理词汇缩小等问题,多数

时间	研究机构	确立标准	诊断	优点	缺点
2007	世界工作组（IWG）	在世界神经病学排名第一的学术期刊《柳叶刀 - 神经病学》发表了对 NINCDS - ADRDA 诊断标准的修订，即 IWG - 1 标准	在 NINCDS - ADRDA 标准基础上引入 AD 的生物学标志物，包括核磁（MRI）显示内侧颞叶的萎缩、脑脊液（CSF）中 β - 淀粉样蛋白或总 Tau 的变化，同时提出情景记忆障碍	不再依赖尸检和临床判断，首次认可 AD 生物学标志物；将 AD 分为临床前期、痴呆前期和痴呆期，强调情景记忆障碍是 AD 核心特征	只强调了以遗忘为主要临床表现的典型特征，无法区分非典型及混合型病患；无法解释认知功能障碍与生物学标志物之间的变量关系
2010	世界工作组（IWG）	IWG 在《柳叶刀 - 神经病学》中又修正了几个关于阿尔茨海默病的关键概念	通过临床特征和生物学标志物确立诊断	提出 AD 病理改变如老年斑、神经元纤维缠结、突触脱失等，并推出分级诊断标准，推进 AD 早期的筛查和人工干预	
2011	阿尔茨海默病协会和美国国立卫生院（NIH）的国家老年研究所（NIA）为先锋的 3 个专家工作组	NIA - AA 标准	除了再次强调疾病的连续性外，还保留了分层式诊断，增加了分级式诊断	有利于将 AD 临床诊断提前，为临床干预赢得更多的机会	
2014	世界工作组（IWG）	IWG - 2 标准	在 IWG - 1 基础上对生物学标志物进行分类，继续将遗忘型记忆障碍作为诊断的核心标准，同时加大情景记忆的比重	改进了生物学标志物的实际应用，对非典型 AD 及混合型 AD 做出了解释	太过于依赖生物学标志物，如不能获得标志物的结果则不能诊断，在临床应用中存在短板

时间	研究机构	确立标准	诊断	优点	缺点
2018	美国国立衰老研究所－阿尔茨海默病协会（NIA－AA）	正式发表 AD 新的研究框架	AT(N)(C)分类系统中，A 代表 β－淀粉样蛋白(Aβ)相关标志物，包括脑脊液 Aβ42、Aβ42/Aβ40、Aβ 标记的正电子发射体层摄影(Aβ－pET) 等；T 代表 Tau 蛋白相关标志物，包括脑脊液 p－Tau、Tau－pET 等；N 代表神经元及脑损伤，主要指结构性 MRI 所见的萎缩、FDG－pET 低代谢、脑脊液 T－Tau 等；C 代表认知功能。其中 N 和 C 不具有疾病特异性，加括号以示区别。A＋定义为阿尔茨海默连续谱，A＋T＋定义为阿尔茨海默病	从生物学标志物的角度定义 AD，与临床认知功能相互平行	生物学标志物目前还不能用于临床诊断

从诊断的历史演变可以看出，阿尔茨海默病的诊断时间提前了，这非常有利于在阿尔茨海默病前期尽早开展预防手段，并且有利于临床前期阿尔茨海默病二级预防的研究。2018 年，美国国立衰老研究所－阿尔茨海默病协会（NIA－AA）正式发表新的研究框架，首次从生物学标志物的角度定义 AD，与临床认知功能相互平行。通过对这些标准的研究应用，最终将会发展出在常规领域能够真正探查阿尔茨海默病存在的通用标准。阿尔茨海默病作为一个症状群，其最终的确诊有赖于病理学。临床上主要依据其临床表现，加以适当的辅助检查及神经心理学检查做出诊断，但必须与其他类型的痴呆作鉴别。关于阿尔茨海默病的诊断标准，目前认识比较一致的是《美国精神障碍诊断统计手册》（第四版）和美国国立神经病学与语言障碍、卒中研究所和阿尔茨海默病及相关疾病学会（NINCDS－ADRDA）发布的诊断标准（田金洲，2019）。这两种诊断标准被用作临床诊断依据，分别见表 2-5 和表 2-6。

表 2-5　DSM-IV 中关于阿尔茨海默病的诊断标准

编号	诊断标准	具体表现
1	进展性多个认知功能缺失	记忆障碍、言语障碍、失用、执行功能障碍
2	社交活动能力缺失	工作能力减退、无法正常社交
3	非疾病导致的认知缺陷	中枢神经系统疾病、系统性疾病、病毒感染、活性物质所致痴呆、谵妄、精神疾病

表 2-6　NINCDS-ADRDA 关于阿尔茨海默病的诊断标准

编号	诊断标准	具体体现
1	痴呆	临床检验、认知量表测定
2	进行性认知功能损害	2 个及以上的认知功能缺损
3	无意识障碍	意识水平改变、意识内容改变、意识范围改变等
4	年龄	可见于 40~90 岁,多见于 65 岁以后,女性多于男性
5	排除其他疾病	系统性疾病、脑部疾病

Web of science 检索结果显示,近 5 年临床医疗文献引用的频次中,NINCDS-ADRDA 最多,NIA-AA 次之。在近 5 年中,随着生物学标志物的发展,NIA-AA 对一般临床医疗和科研的贡献逐渐扩大,但 1984 年提出的 NINCDS-ADRDA 标准仍然适用。2018 年,《中国认知障碍与痴呆指南》推荐,临床 AD 诊断可依据 NINCDS-ADRDA 和 NIA-AA 进行诊断。如有条件,进行分子影像检查和脑脊液检测。目前在我国,只有少数三级甲等医院和科研机构能够通过正电子发射断层扫描(PET)和检测脑脊液(CSF)中的淀粉样蛋白和 Tau 蛋白,可靠地评估 AD 致病基因筛查,大部分医院仍应用 NINCDS-ADRDA 标准及 NIA-AA 的核心症状及排除标准。

2.2.2　AD 诊断技术

痴呆是影响记忆、思维、行为和日常生活能力的一种临床症状。认知障碍和痴呆的神经心理学表现可以分为认知功能障碍、社会和日常能力减退、精神行为症状三部分。神经心理评估主要针对这三部分内容进行。评估认知功能量表很多,大体可分为筛查量表、总体认知能力评定量表和针对某个认知领域的专项测验三种。筛查量表简短易行,适用于大规模的流行病学调查或繁忙的临床一线工作,这里就近年来国内外常见 AD 筛查量表的研究进展进行了汇总整理(表 2-7)。

表 2-7 国内外常见 AD 筛查量表对比

种类	内容	优点	缺点
简易精神状态量表（Mini-Mental State Examination, MMSE）	定向力、记忆力、注意力与计算力、回忆、语言等11个方面	耗时短,通常为 5 ~ 10 分钟;《中国痴呆诊疗指南》明确指出,MMSE 是最常用的综合认知评估量表。足够的证据表明,MMSE 是痴呆早期筛查工具和判定认知损害程度最有用的筛查量表,对认知损害的发展结局具有预测价值	受文化程度影响较大、测验过于简单、语言的影响大,影响其筛查诊断中的敏感度和特异性,无法有效识别轻度认知障碍患者
蒙特利尔认知评估量表（Montreal Cognitive Assessment, MoCA）	包括注意与集中、执行功能、记忆、语言、视结构技能、抽象思维、计算和定向力等8个认知领域的11个检查项目,目前国内中文版有5个版本（北京、长沙、广州、香港、台湾）	耗时短,通常为 8 ~ 15 分钟;敏感性高,覆盖重要的认知领域;测试时间短,适合临床认知筛查运用	教育程度、文化背景、检查者技巧和经验、检查环境及被试者情绪及精神状态等均会对分值产生影响
日常生活能力量表（Activity of Daily Living Scale, ADL）	分为基本日常生活活动（BADL）量表和工具性日常生活活动（IADL）量表两部分,共20项	是当今评价与制订护理和康复方案及评定药物疗效和康复训练效果的重要参考指标	受培训后的研究者一般需40 ~ 90 分钟才能完成量表的评定
临床痴呆评分定量表（Clinical Dementia Rating, CDR）,新加坡学者 Nyunt 等于2013 年对原 CDR 进行了改良	CDR 需要专业人员通过与患者及其家属进行交谈获取信息,以完成患者认知受损程度的评估,其评定的领域包括记忆、定向力、判断与解决问题能力、工作与社会交往能力、家庭生活与个人业余爱好和独立生活自理能力	常用于评定痴呆损害和筛查轻度认知功能损害,具有较好的信度和效度,改良后的CDR – N 适合于在社区无知情人的老年人中进行认知功能障碍筛查,信效度较好,且量表评估方法容易掌握,精神科护士经过培训能够熟练使用	其评估需痴呆患者照料者或近亲属提供患者信息以辅助量表评估,对于无知情人的患者,CDR 评估的准确性将大打折扣,限制了 CDR 在痴呆早期筛查中的应用

种类	内容	优点	缺点
社区痴呆筛查量表（Community Screening Instrument – Dementia, CSI – D）	一种用于跨文化研究的痴呆筛查量表，包括对不识字或识字被试者的认知测试和关于日常生活表现的知情人访谈两部分	避免筛查工具受被试教育程度的影响，在各种不同社会经济背景的人群中具有较强的适应性和实用性	知情人问卷总分所起作用较大，被试问卷得分与被试受教育程度显著相关
总体衰退量表（Global Deteriorate Scale, GDS）	通过对患者和护理者进行访谈，根据患者的认知功能和社会生活功能对痴呆的严重程度分级，用来评估痴呆患者认知功能所处的阶段，1～3级为痴呆前期或早期阶段，4～7级为痴呆阶段	目前全世界最常用的阿尔茨海默病分级体系。把阿尔茨海默病患者从无症状到认知功能严重下降的整个过程分为7个阶段，以提供针对性治疗和护理的参照依据	通过对患者和护理者进行访谈，为非客观量表，主观性较强
长谷川量表HDS，改良长谷川痴呆量表HDS – R	在亚洲人群中广泛使用，HDS – R侧重记忆功能的评价，主要适用于筛查可能患有痴呆的老年人	HDS及HDS – R在筛查痴呆方面较MMSE好，特别是在人口教育水平差异较大的最不发达国家和发展中国家	HDS及HDS – R同质化培训要求较高且评估耗时较长，不利于推广使用
AD8量表	筛查痴呆的简便工具，共包含8个条目，用于极早期筛查	耗时短，通常为2～3分钟，方便简易	在我国人群中的特异度较低，较少被用于AD的社区筛查
阿尔茨海默型痴呆临床特征调查表（DCF – DAT）	含有10个项目，其中5个测定智力、5个测定运动功能，评分越高说明越具有典型阿尔茨海默病的特征	可以识别100%的阿尔茨海默病患者和94%的非阿尔茨海默病患者	适用于已确定有中度痴呆但原因尚不明确的患者，作鉴别诊断用，对不典型的阿尔茨海默病和混合型痴呆有局限性

种类	内容	优点	缺点
成套测验	成套测验由各种单项测验组成,每一个具体检查项目都可以视为独立的特异型临床检查方法。常用成套测验有 HR 神经心理学成套测验(HRNB)、LN 神经心理成套测验(LNB),洛文思顿作业疗法用认知成套测验(LOTCA)	成套测验能全面评价主要的脑功能,用于对认知功能进行较全面的定量测定	检查耗时长、结构复杂,不利于筛查

2.3 基于汉语普通话的 AD 患者和健康成人对照话语特征探析

本节以母语为汉语普通话的健康成人语料为对照,分析中轻度 AD 患者在不同的话语任务中的语言特征。分别选取 20 例 AD 患者和健康成人为实验组和对照组,年龄段为 60～80 岁、性别为男女各一半、教育程度为小学及以上等进行研究,被试者或授权委托人知情并签署知情同意书,且能配合完成评估。两组被试者均进行简易精神状态评估(MMSE),收集故事复述、单图叙事和自由对话三个任务中的口语语料,应用语料库分析软件 AntConc 进行分析,并利用 SPSS 对数据分布进行统计分析,结果见表 2-8。

表 2-8 被试人员资料对比

组别	年龄/岁	性别(男/女)	教育程度/年	病程/月
对照组	62.45 ± 10.41	10/10	12 ± 3.33	—
AD 患者组	64.27 ± 11.02	10/10	12 ± 4.67	6 ± 5.21

被试者在采集语料前均已完成简易精神状态评估,包含定向力、记忆力、注意力和计算力、回忆能力、语言能力 5 个方面,总分 30 分,可反映受试者的基本认知功能,用于筛查排除重度认知障碍小于 9 分的被试者。语料采集和处理遵循国际失语库中文临床标准(http://talkbank. org/manuals/Clin - CLAN - zho. pdf),对被试者复述故事《灰姑娘》的词频分析见表 2-9。

表 2-9 AD 患者文本功能词检索统计结果

组别	功能词	代词	量词	连词	否定词	名词	语篇数	字数
AD 患者组	51.09	12.23	2.14	5.89	1.02	46.08	20	4602
AD 对照组	50.67	9.83	2.56	7.98	1.96	48.32	20	8391

标注后进行语料提取,并初步进行统计描述,组间比较采用 t 检验,被试者看图说话和自由话题任务中的话语参数差异显著,语料词性分布比较采用分类数据可视化分析技术。结果发现:

(1)在复述故事的任务中,以 AD 患者语料中代词和连词的出现次数为例,患者组使用代词的频率较高,20 篇语料的统计结果显示患者一共使用了822 次第一人称代词"我"、709 次第三人称代词"他",在口语中经常使用"那个""什么""小他"作为替代词,缺乏明确的指向性,但在附加的选择任务测试中,患者能准确完成识别任务,也就是说患者知道自己想表达什么,但对词汇的语义信息提取失败。在连词的使用方面,患者组使用的频率低于对照组。词汇是自然语言中有意义的最小单位,可以通过适当的连词组合成短语、短句或语篇,患者的有些话语虽然在语法成分上并不缺失,但有的句子缺少必要的意义关联,因此主题性并不突出,传递给医护人员的意图不明显。

(2)在看图会话和自由会话的任务中,AD 患者组的语速、词汇密度均显著低于对照组,AD 患者使用副词、名词和动词的频率均偏低,提示命名性失语症患者在组图叙事任务中对于名词和动词提取障碍显著。在单图描述任务中,由于仅从图像上能够提供的信息量较少,需要被试者更多地挖掘先前已有的知识和经验,所以对照组的语句表达更丰富,而 AD 患者对于名词的产出困难,常采用代词替代(表 2-10),所以代词使用频率偏高,动词较少,搭配错误较多,无意义重复语句也较多。

表 2-10 AD 患者使用代词和连接词出现次数统计

代词/连接词	出现次数
这	397
那	413
这个	402
这里	287
那里	253

代词/连接词	频次
你	244
我	1391
他	731
因此	173
这样一来	194
反正	203
总之	73

通过对语篇中的衔接手段①和连贯手段的归纳和总结(表2-11),可以对AD患者的言语和行为做出正确的推理和描述。一般研究认为AD患者发展到中晚期,言语逻辑上层次混乱,缺乏连贯,在心理上难以调整,无法完成正常的交际。而在AD隐匿期或早期往往会出现一些"不得体"的言语,无法保证交际渠道的通畅。从表2-11可见,患者的衔接手段较正常人匮乏。在本次收集到的轻度AD语料中,词汇衔接方面的错误大多是由词语过度重复造成的,如"我看到一个人手伸得很高,他要拿东西,有的东西比较大,有的东西比较小,他这个东西够不到……"。短短的一句话接连出现了4次"东西",所表达内容含糊且没有起到有效衔接的作用。医护人员在同患者沟通时要想正确理解患者言语中词汇的所指,需要结合所处的语境把句法信息和语篇信息进行整合。另外一些错误则反映了患者语法资源受损,例如"那些柜子饼干他拿了",对产出此类被动句现象的解释可以参照句法障碍的语迹假说(Grodzinsky,1995),有关汉语语迹的神经机制问题可以采用动态模型对AD患者的句法障碍进行科学的描述和解释。

表2-11 AD患者和健康成人主要语法手段和词汇手段对比

语法手段/词汇手段	AD患者词频统计	健康成人词频统计
指称衔接	4971	2677
省略衔接	329	978
逻辑连接衔接	266	492

---

① 衔接手段指的是为保证语篇连贯所采取的诸如指代、词语重复、连接词语、上下义等。

语法手段/词汇手段	AD 患者词频统计	健康成人词频统计
词汇重复衔接	4313	2972
词汇同义衔接	1299	1082
反义衔接	64	1293
局部－整体衔接	93	735

临床话语分析的
系统功能语言学途径

第**3**章

3.1　语言学对 AD 语料的解释力

　　语言的形成,是由语言的基本元素(包括语音、语义、语法),经过人脑的复杂认知加工,最终以听觉理解、口语表达、阅读理解、书写四种高级能力形式表达出来的(黄国文,2015)。语言是人类特有的特征,语言的生物基础是大脑,人们的日常生活、学习、交际等活动都受到大脑的支配。探索大脑的神经语言加工机制有助于了解语言的一般习得和生成法则,也有助于探究某些言语行为与大脑损伤的关系。语言学很早就用来描述和分析语言行为、言语失调等现象,但直到 1981 年才被人们广泛接受,并被定义为临床语言学(David Crystal,1981),对揭示语言在人类社会中的作用产生了深远的影响。语言科学的相关理论对各类临床语言进行了详细的描述和命名,对患者各个层面的言语缺陷做出了恰当的描述。从宏观上看,系统功能语法思想是一种语法优先的理论模式,把语言看作一个意义系统(semiotic system),由语义(semantics)、词汇语法(lexicogrammar)、音系(phonology)和语音(phonetics)构成,其中前两层属于内容平面,后两层属于表达平面(Halliday,1994;Halliday, Matthiessen,2004, 2014)。系统功能语言学的研究路径是"自上而下"的,即"从抽象理论走向实例观察",具有意义功能阐释的理论优势,语言的各层级都有相应的系统,在词汇语法系统中沿着不断增加的精密阶(delicacy)对语法进行描述,就可以从语法端去往词汇端,反之亦然(Matthiessen,1995)。Halliday(2008)认为,语言的核心是表征意义的词汇——语法层(lexicogrammar),并将其称为"语言的发电站"(power-house)。现有的文献表明,AD 患者语音系统、语义系统及语法系统均存在不同程度的损伤。且 AD 语言障碍的研究多集中于欧美人群中,建成的权威数据库有 TalkBank、DementiaBank 等,而针对以汉语为母语的人群研究相对较少,缺少常模、整体评估,因此,本章旨在对汉语系 AD 人群进行总体语言功能的初步评估,探索母语为汉语 AD 患者的语言功能。

3.1.1 语音系统方面

语音学研究人类的发音问题,包括发声语音学、声学语音学和听觉语音学。AD 患者的临床表现以语音的发音障碍为特点,患者常出现语音的替代、脱落或扭曲等现象。语音发音障碍主要表现为辅音出现错误、塞音容易不送气。例如,表现为替代的患者往往会将 Gonggong(公公)发音为 Dongdong,把 Huzi(胡子)发音为 Kuzi,将翘舌音 zh、ch、sh 发成平舌音 z、c、s,将 haole(好了)发成 hao'e,将 xiwan(洗碗)发成 sivan,等等。

3.1.2 语义系统方面

取词能力下降、抑制性选择障碍、语句流畅性下降是 AD 患者语义损害的常见表现之一,对句子水平的语义理解障碍主要表现在对隐喻(比喻)语义的理解困难上,由于隐喻语义的理解往往需要经过执行功能、工作记忆等认知加工后方能实现新、旧信息的整合处理,而患者由于大脑损伤,抽象思维能力下降,不能够区分事物的不同点,无法识别隐喻的含义,不能进行科学的分析归纳,甚至看不懂小说、电影、电视,听不懂他人谈话的内容,在交际的过程中频频出现失误。

3.1.3 语法系统方面

语法系统方面的突出表现是动词词法转换困难,AD 患者在句子动词搭配上的表现明显差于健康对照组,除此之外,在句法的处理上,不管是单语患者还是双语患者,均表现为对复杂句法的处理困难。

不同语种的语法系统是不一样的,英语有英语的语法系统,法语有法语的语法系统,汉语也有汉语的语法系统。语法包括词法和句法。一般来说,词法主要考查词的内部结构,包括词的构成要素(词素)和各种词形变化;句法是对句子内部结构的研究。例如,汉语 AD 患者可能存在动词使用缺陷的问题,由于高级认知功能源于初级感觉运动系统,动词的语义处理涉及皮层下感觉运动环路中相关脑区激活,因此这类 AD 患者往往只能产出不完整的、简化的名词,缺失与之搭配的合适动词。研究发现,AD 患者在"把"字句、"被"字句的使用上也存在一些缺陷。

3.1.4　AD 患者基于系统功能语法复杂度测量研究

Halliday(2009)在探讨语言复杂性问题时,主要考查词汇语法的复杂性和与其相关的语法隐喻(grammatical metaphor)、复杂性的个体发生(黄国文,刘衍,2015)。Halliday 认为,交际中大部分的人际意义并未被组织成泾渭分明的范畴,而是像韵律一样遍布整个交际过程。识解经验要求交际者赋予物质环境以意义,要对事件、参与者赋予名称,同时也要对这些现象的笼统特征及其相互关系进行说明。词汇化的意义被识解为具体的、高度分类的开放集合中,局限于某些领域;而语法化的意义则被识解为笼统的、封闭的系统中,出现在每个经验被意义化的过程中(Halliday,2009)。通过计算语篇的词项密度、观察小句复合体如何构建,可以对 AD 患者产出的语篇复杂程度进行解读。黄国文和刘衍(2015)从语法复杂度的视角阐释了文学翻译作品的易读性,从词项密度和语法复杂度两方面对文学作品《爱丽丝梦游仙境》的原著及8 个英文简写本的难易程度进行考查,体现了作为语言使用者(作者和改编者)迎合不同的读者需求在词汇语法系统中做出不同选择的结果。赵俊海(2012)以中国学习者英语语料库中大学英语六级考试作文为样本,对学习者英语写作表现中语法复杂度的测量及测量效度进行了实证性研究。纵观已有文献,尚未有对 AD 患者话语语法复杂度方面的研究。

下面以 Halliday 系统功能语言学为理论框架,围绕语言复杂性问题,从词项密度和语法复杂性两个角度来对比正常人群和轻度 AD 患者在完成单图叙述活动中的语料。

图 3-1 为全球阿尔茨海默病看图说话经典题目"偷饼干的贼",源于波士顿诊断失语症检查(BDAE),测试通过对图片的描述对被试者的认知程度做判断。我们对收集到的语料采用定性、定量与对比相结合的方法,在被试语料中标记出小句复合体(包括一般小句复合体、嵌入小句复合体),小句(包括一般小句、嵌入小句、内包小句、词项),再统计出每个语篇中的单词数、词项总数、小句总数,计算出各语篇的平均词项密度,统计出每个小句复合体中未发生转移的小句总数、小句复合体总数,然后计算出各语篇的平均语法复杂度,从词项密度和语法复杂性的视角对比正常人群和 AD 患者产出的语篇有什么不同。

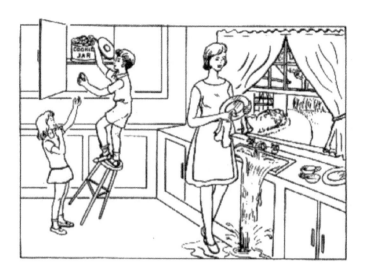

图3-1　波士顿诊断失语症检查经典题目——偷饼干的贼

由表3-1可见,正常人话语中的词项总数略大于AD患者的话语词项总数,小句复合体总数也更多,患者更倾向用简短小句来描述图片内容。例如:

健康人群:一个穿着短袖短裤的小男孩踩着凳子打开储藏柜的门。

AD患者:有一个小男孩。他穿着短袖短裤。他打开了储藏柜。他站在一张凳子上。

表3-1　AD患者组和对照组平均词汇密度对比

组别	词组总数	词项总数	非嵌入小句总数	平均词项密度	嵌入小句总数	小句复合体总数	平均语法复杂性
对照组	519	368	4	1.41	3	5	4.13
AD患者组	503	293	1	1.74	2	1	3.09

由此可见,健康人更倾向使用四个简单句子组成的小句复合体,从语法的复杂性上要比患者的话语有更多的信息加工。这可能是大脑对语言信息整合时需要不同语言皮层发挥功能,语句的形成需要先在语义系统中选择合适的词,然后组织形成合乎逻辑的句子,结合特定的语境,发出正确的读音,整个语言的加工和监控过程需要一个闭合的神经环路,图片给予的信息并不多,对图片的描述属于抽象语义感知和理解。而AD患者由于颞叶萎缩等原因造成脑功能下降,在获取词语、建立语义联络的过程中需要更多、更广泛的大脑皮层功能参与到图片的联想、想象和逻辑推理中,因此出现更多的命名

障碍、语词停顿、语句重复等表达异常。

鉴于此,将语言学及相关理论与临床医学相结合,有助于 AD 患者言语失调的治疗和言语功能的康复。临床语言的研究需要利用神经学和心理学的理论知识做出生物学的解释,但对语言本质和功能的研究则需要语言学理论的支撑。文献显示,将语言学理论应用于言语失调方面已有丰硕的成果,研究者开始将言语行为、会话含义、语体意义、语用学等话语分析理论和手段运用于各类言语障碍或失调的研究。这些研究成果表明人们开始逐渐关注语言的具体使用情况,特别是具有关键作用的社会语境对患者语言理解和产出的影响,代表人物有 Grundwell,James(1989)、Crystal Edith(1988)、Davis,Wilcox(1985)、Penn(1988)、崔刚(1998)、Mortensen(2003)、郑义东(2017)等。文献表明,语言障碍的诊断及矫正在欧美经过多年的发展,其分类、检测、诊断及康复治疗手段也有了较为完善的体系,而中国起步较晚,尚未建成汉语语言能力常模、语言障碍诊断标准,也没有针对汉语的言语治疗方法,究其原因,可能是汉语比较复杂,必须考虑汉语方言问题和少数民族语言问题。因此,应及早建立汉语语言能力常模、语言障碍诊断标准,设计针对汉语的言语治疗方法,以及开发普通话和方言的语言障碍诊断标准与诊断工具等。

3.1.5 跨语言对比研究

不同的语种有不同的符号系统和表达习惯,不同的文字通过不同的音韵处理,也会影响语义的理解和词语的提取,这就需要研究语言的跨文化。由于 AD 语言功能损害首先累及动词,所以我们把关注的焦点更多地放在动词语义障碍上。在图 3-1 中,小男孩站在凳子上,使劲伸手够饼干盒子。这些带有姿势的图片信息涉及大脑对动词语义的信息加工,例如对该图片的动词命名中,英语 AD 患者更多使用动作方式的词,如 get(the cookie),而法语 AD 患者更多使用动作途径的词,如 favoir,汉语 AD 患者则更多使用后面可以带实现意义的词,如"抓""手拿"等(能体现认知动因)。研究表明,随着图片中动词结构复杂度的提升,AD 患者提取词语、造句、动词搭配方面就越发困难。这与 Ouden(2009)对 Broca 失语患者的动词论证研究结果是大致相同的。此外,还有动词的单及物动词(小男孩够饼干盒子)、双及物动词(小男孩给小女孩饼干)和不及物动词的差异。这反映出语种差异影响到大脑部位对动词图片的语义加工过程。在现有的 AD 言语失调的研究中,语言多涉及英文,鲜有汉语语言障碍与 AD 关系的研究,因此,探究母语为汉语的 AD 患者及不同语言类型的大脑信息加工机制是非常必要的。

3.2 AD患者的语言资源损害与认知功能障碍研究

阿尔茨海默病是一种进行性神经系统退行性疾病，以记忆力减退、认知能力下降、视空间技能损害、语言障碍，以及人格和行为改变为特征。语言能力的障碍集中表现为命名困难、替代错误、反复陈述、逻辑混乱等。针对母语为英语的AD患者的研究中，Appell等（1982）研究发现，物体命名缺陷是阿尔茨海默病患者语义受损最严重的表现，并附带信息传递和理解困难，而患者话语的流利性和重复能力相对完好。他们还发现，患者倾向于使用不准确的替代词来表达他们想要表达的意义，如用"thing"来指代想要表达的事物，或者用语义上有关联的词代替目标词汇，如用"truck"代替"locomotive"，或者是使用迂回陈述（circumlocution）来表达目标词，此外，语义性AD患者还会出现语音和语义错乱现象。越来越多学者开始认识到在AD患者的早期诊断方面，应该将语言功能作为患者病情发展的重要表征。由于阿尔茨海默病是一种隐蔽性很强的进展性认知功能损失症，以遗忘或失忆作为其发病与否的参照标准显然会延误病情的诊断，因为记忆功能退化是人类随着年龄的增加而自然发生的现象，老年人出现记忆力减退现象往往会被认为是由正常的衰老所引起的，从而导致患者病情加重而不被察觉。将语言功能的变化作为阿尔茨海默病诊断的参照，可以为该病的早期发现和治疗提供有益的启示，因为语言是大脑活动的积极表征，语言功能反映大脑的活动状态。近年来，临床语言研究与语言学相关学科建立起密切的联系，尤其是社会语言学和语用学，如在临床语言学界具有重要影响的 *Blackwell Handbooks in Linguistics* 系列丛书之一 *The Handbook of Clinical Linguistics*（Martin J B 等，2008）和 *Clinical Pragmatics*（Louise Cummings，2009）。无论是从社会语言学还是语用学的视角研究临床语言，语境和真实的话语都是进行相关研究的必要项目，而系统功能语言学将意义置于语境中，将真实的话语作为分析的对象，并关注语言的变异，无疑整合了社会语言学和语用学的研究思路和方法，而且在实际操作中可以方便灵活地使用系统功能语言学的分析框架。另外，还有其他学者也在系统功能语言学与临床语言学的结合方面做了有益的探讨（赵俊海，2012）。Thomson（2003）提出将系统功能语言学的理论框架作为临床语言研究的主要框架，因为这一理论既包括语用学的语境要素及其基于语境的其他原则，又包含话语分析所需的参数和方法。Armstrong（2005）介绍了系统功能语言学模式在一些言语失调症的描述和诊断方面的应用，拓展了人们的视野,重视言语缺陷患者在不同情景和语境变量中的语言技能,对患者现存的语言资源做出了准确的评估。Ferguson和Thomson(2008)提出将词汇语法作为临床话语分析的操作路径。还有学者从系统功能语言学与神经语言学的交叉视角探讨两者之间的关联,如Melrose(2005)研究表明,系统功能语言学中的意义潜势可以在大脑中找到神经关联。

3.3　隐匿期AD患者的隐喻思维能力探析

内涵意义总是与隐喻联想联系在一起,两者都要求右脑对语义进行模糊的漫射式信息处理,成功的隐喻对漫射式信息处理的要求更为严格,它要求在概念网络中进行尽可能远距离的联想,在概念网络中跨度越大,隐喻的可接受性也就越强。现代隐喻认知观强调隐喻是一种思维方式,而不仅仅具备修辞功能。人类日常活动在本质上也是隐喻的,因此,正确理解和产出隐喻的能力是一个人具备社交能力的基本标志(石进芳,2018)。本节采用与MIP(VU)隐喻识别程序(Steen等,2010)相结合的半自动化方式,对自建阿尔茨海默病患者话语样本中不同类型隐喻表达的识别和提取进行了定性研究。通过对疑似阿尔茨海默病患者的理解和运用隐喻的能力及相关意识进行分析,发现患者在发病的早期,话语产出内容的丰富性、组织逻辑的连贯性及思辨创造力等均存在不同程度的障碍。近年来,众多关于阿尔茨海默病的历时研究认为,患者在发病的早期具有隐匿性和可变性,及早发现并积极干预能有效延缓发病年龄和病情的进展速度。对病情干预得太晚(Crespo A C,2014)往往导致治疗效果不佳。从语言学的角度来看,隐喻的理解和运用依赖于语言使用者的多维认知思维能力,如类比、映射、推理、意向、创造等,以及对语境的识别和关联知识的提取能力。阿尔茨海默病患者在发病早期,语言交流从系统认知到语境识别,再到意义潜势中语言表达方式的提取这一系列过程中往往会产生诸多困难,对语用内涵和特征的把握不够准确,容易出现某些交际失误,因此深入发掘患者话语的言语缺陷及语义特点,寻找有效交际和提高语言自我监控、纠错的方法,对及早发现并积极干预病情的发展具有重要的现实意义。

3.3.1　隐喻具有系统性

隐喻是人类从现象探索规律的重要认知手段。以莱考夫为代表的认知语言学家指出,隐喻是人类借助具体概念理解抽象概念的一种认知机制(Lakoff,1993)。概念隐喻在语言中无处不在,即使是儿童和老人的语言中也不可避免地存在着概念隐喻。人们平均每说三句话就可能出现一个隐喻,隐喻已渗透到语言、思维、文化和社会生活中(Lakoff,1999)。

隐喻将源喻的结构、特征等映射到目标喻上,人们可以依据一个概念域去理解另一个不同的概念域,不同领域的概念之间相互关联、类比,由浅入深,由直观到抽象、由熟悉到陌生,从而形成一个完整的概念隐喻认知体系。概念隐喻系统包含概念系统和语言系统两个层面。概念层面的系统又可以分两种:一种是概念内部的系统。例如英语常说 Life is a journey(人生是一场旅行),汉语也是通过旅行来概念化人生的。"journey"是源域,"life"是目标域,将"旅行"的范畴投射到"人生"或"生活"的抽象范畴中去。描述人生的其他隐喻还有很多,如人生是一场赛跑、人生是一本书、人生是一场赌博、人生是一场长长的梦……有的概念系统由多个概念构成,例如将愤怒概念化为具体物体:Anger is fire(愤怒是火),这属于把情感外化为具象的实体。还有的概念系统由源域相同的概念隐喻通过对立、并列关系构建,例如 Jealous is fire,Love is fire 等。另一种是概念隐喻派生出的多个隐喻表达式。这也体现了语言层面的系统性,例如概念隐喻 Time is money,汉语常说"时间就是金钱,效率就是生命"。同样,英美人也把时间当作宝贵的资源,可以 budget(规划)、spend(花费)、waste(浪费)、invest(投资)、save(节约),由此,人们通过"money"(钱)这个来源概念来构造"time"(时间)这个目标概念,将金钱的结构模式投射到时间上,这样就能系统地形成一个隐喻群,我们的语言也因此变得丰富多彩。

3.3.2 隐喻在多种语言中具备一定的共性和相似性

从认知角度来看,人类的认知是体验性的,具有共性,所以某些概念隐喻具有潜在的普遍性。例如汉语中常说"高兴得一蹦三尺高",英语中也有类似的表达:Happiness is up。正是基于人类有着共同的身体构造,所以汉语和英语中都有"愉悦、欣喜是向上的"这个概念隐喻,当人们高兴时,往往昂首挺胸,呈直立的姿势,因此"up"常常与"快乐、兴奋、好、积极向上"相联系,有 He is feeling up(他很高兴)、I am on top of the mountain(我心情很好)、Things are going up(事情正在好转)、She is upright(她诚实正直)等表达形式。而情绪消极,心情沉重时,往往垂头丧气,表现出失望、沮丧和悲伤,英语中相对应的单词有 low、sink、down 等。相同的空间概念认知加上相同的生理体验,有 I feel a bit down today(我今天心情不好)、That was a low down thing to do(做那事很丢脸)、Things are at an all-time low(一切都进展不顺)等语言表达方式。

3.3.3 隐喻具备根植于生活的体验性

哲学、心理学、神经学等诸多学科将隐喻理论的认知视角不断向前推动，隐喻体现了人对自然的体验和与自然的互动（Lakoff，1999）。例如人们将自身置于宇宙的中心，以自身作为参照点，确定了"上下、前后、左右、高低、近远、中心与边缘"等概念（Miller，1976）。又如与 hand 相关的隐喻，在语言形式上丰富多彩：to be in one's hand（在某人的控制下）、with an iron hand（心狠手辣）、to give someone the glad hand（热烈欢迎某人）、to have one's hand full（工作繁忙）等。鉴于此，不管是英语还是汉语，人们都一致把 hand（手）看作做事的工具，并在认知心理上体验到手段、技艺、权力控制力等意义，因此通过 hand 表现出来的技能和特征也成为隐喻共同的本体。

因此，概念隐喻是人们知识体系的重要组成部分，也是人们认知世界的重要工具。隐喻产出是基于两个并列事物间可感知的相似性，说话人要想自由、得体地理解和运用隐喻，必须对两个事物是否分属于不同的范畴具备清晰的判断能力。诸多学者认为，儿童的语言中很少出现隐喻（死喻除外），隐喻是成人化语言的一个重要标志。由此，我们可以推断出隐匿性患者处在认知能力下降的关键时期。例如设计隐喻理解辨识任务：① 他偷走了我的钱；② 他偷走了我的心；③ 他偷走了我的青春。

患者对基于两个并列事物间可感知的相似性的语句方面的识别能力会出现一定的困难，即在理解②③句的时候出现困难。本书的研究对象是判断能力下降，言语交际偶有失误，但尚未出现失语、健忘、生活不能自理等明显特征的疑似隐匿期患者。"隐喻话语能力"指的是说话者在不同类型的交际活动中表现出来的综合话语能力，具体而言，指说话者能自然而然地根据语境因素和隐喻的认知运作机制进行不同概念域其意象之间的跨域映射、类比推理、语义关联和联想创造的综合话语能力。本书兼用语料库研究方法对患者的话语进行语义特征分析，探索处于隐匿期患者话语的关键语义域和节点词的规律，以莱考夫在《我们赖以生存的隐喻》中整理出的常用的源域和目标域概念为衡量标准，语料分析软件运用了英国兰开斯特大学开发的 Wmatrix。该软件能实现在线语料标注，并将特定语境中具有相似语义概念的词语、关键主题词及联想词进行堆块处理，还能提供统计工具（包括对数似然率 Log Likelihood），有利于探究临床话语的深层含义，揭示出患者话语中一些具有较强隐蔽性和间接性的语义特征，其优越的分析功能已经超越小句，进入语篇层面，具有自动为语义域赋码的功能，这种分析方法已被越来越多的学者关注。

3.3.4 患者在拓展词义、隐喻化表达方面存在困难

随着神经科学家对语言的大脑机制的关注,大脑两半球与语言功能的关系也越来越被人们重视。从异常的言语表现探索病变的神经机制,对临床诊断具有重要的意义(沈彤,2004)。隐喻能力是人们使用语言的基本特征,是构成本族语者概念流利的基本要素之一,隐喻能力与概念流利相互影响,具备了隐喻能力就达到了概念流利(Danesi,1992)。另外,人类的隐喻认知能力和语义范畴是同步扩展的(石进芳,2018),说话人可以通过隐喻机制了解多义词各义项间的语义联系,从而构建系统化的语义网络;而对于某些话语中概念不对等的语义结构,正常人能敏锐地识别不同概念域中的分类差异,并将某些相联系的概念进行重组,即自由运用语言的概念系统进行思维。本书将降噪后的语料上传至 Wmatrix 网站,完成自动的语义域赋码,获取词频列表、语义域频率列表及关键主题语义域列表,前 10 个主题语义域中除使用频率较高的 Z8、A3 + 语义域种类外,还包含 S7.4 + 。Allowed(允许)、S2people(人)、A2.1 + (改变)、A13(程度)和 A5.4 + (评价:真实性)等语义域种类。从词性功能上来说,虽然是说话人的即席言语,但是也体现了早期隐匿性患者话语功能的变化。例如,对隐匿期患者的指定话题即席会话研究发现,其隐喻的主要源域之一为"人",这说明患者更倾向于回忆过往,对人的情感依赖逐渐增强。关键语义域所涉及的词汇中,频率较高的有"想""有""之前""以为"等,呈现出说话人思维的迷失和逻辑的不严谨性。纵观语料的基本特点,年龄段在 50~60 岁的 40 名受访者中,隐喻句总数为 65,平均字数为10.5,伴有肢体动作的有 20 例。而在 60~70 岁的 40 名受访者中,隐喻句总数为45,平均字数为 7.2,伴有肢体动作的有 32 例。这也说明随着年龄的增加,他们的认知能力是逐渐下降的,语言表达能力也逐渐下降,不得不借助肢体语言辅助交流,最终发展为找不到合适的词语,缺乏实质词汇而表现为空话连篇。因此,隐喻所涉及的概念大多是具体的、可感知的事物,如果说话者的抽象逻辑思维能力不完善,那么在理解和运用隐喻的时候就会造成很多困难,从而形成交际障碍。

3.3.5 患者跨域认知事物的能力下降

束定芳认为,人类的概念系统在很大程度上建立在实体隐喻的基础上。而物质均具有一定的属性,如大小、高矮、轻重、远近、长短等。从广义上说,世界上一切客观存在的实体都是某种隐喻观念的物化。例如,正常人在表述

学校中的竞争压力很大时,会使用"这所学校的门槛很高",跨入门槛表示人们进入某个团体或融入某个组织、获得幸福成功或进入一个新的阶段等情况;论文难写,会说"这篇论文难产";一个人很无能,会说"烂泥扶不上墙";等等。而早期患者的语言中很少出现隐喻。例如:

健康老人:嗨,昨天我看见你了,你穿着绿色的马甲,多威风呀,真不知道你当年是怎么赛过兔子的,哈哈。

AD 患者:啊,你看到我? 我昨天没有穿绿色马甲啊。

隐喻通过说话者的语言形式表现出来,理解隐喻的能力依赖于跨域认知事物的能力。从上述对话中不难发现,患者作为认知主体,无法在不同范畴的事物(绿色马甲和乌龟壳)之间建立语义联系,误解了说话人的意图。这也在一定程度上体现了患者思维能力、认知能力已经开始出现问题,远期很可能发展为言语失调。从临床学的角度来分析,可能是患者的颞叶皮层萎缩导致语义损害和海马体受累。类似的现象普遍存在于多种语言中,阿尔茨海默病患者的语义损害是颞叶内侧海马结构萎缩所致,其记忆损害最早、最严重,接着是空间结构能力和执行功能受损(郭起浩,洪震,付建辉等,2003)。有学者指出,英汉两种语言的言语失调存在共性,患者语义损害的特征极为相似。英汉两种语言差异很大,英语词义的理解是"音—义"通路,组成单词形态的字母符号与词义并无直接关联;汉语是象形文字,词义的理解是"形—义"通路,发音与词义关联较少,尽管如此,左颞叶萎缩后的语义和语音损害模式在这两种不同文化背景下的表现几乎完全相同(郭起浩,洪震,付建辉等,2003)。

3.3.6 患者语言评价功能存在困难

情感评价是语言表达必不可少的重要组成部分,人们处在一个特定的文化语境中,在交际中需要抒发自己的主观态度,也就是将自己内心的情感、意愿、反应转化为语言的形式表达出来,并期待对方的反馈、理解或认同。这个抒发主观态度的过程直接关系到情感评价的人际取效,因此人们通常需要谨慎选择情感评价的方式,以达到顺利交际,实现双方的情感沟通与共鸣,这也是说话者在得体交际中不可或缺的一个重要能力。语言在精准而有效地描绘情感时仅靠字面意义是远远不够的,转而诉诸隐喻的思维方式来迁移、强调或具体化情感概念的某方面特征(宋健楠,2016)。学者孙亚(2014)指出,隐喻理论最重要的力量来源是它的评价力。由此可见,隐喻作为一种思维方式,在构建情感评价的过程中显得极为重要。人类交际过程是人类认知世界的过程,包括对自我身份的认知,在这个过程中,人们通过隐喻化的语言来表情达意,传递情绪、感觉、态度。评价中情感隐喻俯拾皆是,人们的喜、怒、哀、乐、苦等抽象感觉均可被具体化为日常体验,并加以评判。根据前人对情感隐喻总结出来的评价特点可以发现,情感评价的投射概念主要取材于人们的物理、心理与社会体验,各体验内部由不同的概念图式构成(宋健楠,2016)。例如"热锅上的蚂蚁",用蚂蚁团团转的图式中附带的焦急、坐立不安投射目标情感。通过 Wmatrix 处理,健康话语语义域共有 89 个类符和 527 个形符。卡方独立性检验结果显示,隐匿性患者和正常人话语中的隐喻的词目数、类符数和形符数在使用上存在显著性差异,正常人的话语比患者的话语使用了更多的隐喻。从隐喻载体词意义及其词性来看,健康话语多使用动词性隐喻(如 attack、struggle、fight 等),偏向于强调抗击疾病的动态过程。患者话语样本中本身产生的隐喻义项数量总体较少,包括直接隐喻和拟人化的广义隐喻在内,其语言表达的直白化程度较高,这也在一定程度上说明隐匿期患者的概念隐喻思维及隐喻话语能力受到限制,其认知加工深层次的概念类比、隐喻认知系统和语言知识、语言能力系统均出现不同程度的损伤。

综上所述,隐喻能力绝不是一个单质特性的概念,在某种程度上是多层面的。第一,患者理解隐喻性范畴的能力随着年龄的增长逐渐下降,隐匿期是理解隐喻性范畴的关键时期,这一时期的患者已经不能正确理解跨越常规范畴边界的隐喻式范畴表达;第二,正常人在理解隐喻性范畴时主要依据外部特征的相似性,对于有一定难度的,如以类比关系为基础的隐喻需要认知能力的参与,而隐匿期患者的抽象思维和类比推理能力逐渐下降,频频出现交际失误甚至闹笑话;第三,早期的阿尔茨海默病患者虽然部分语言资源和功能受损,但他们对外界环境感知、理解等仍然具有较好的应激反应。因此,积极采取认知干预和语言训练能够较好地发掘患者的语言的意义潜势,有助于语言功能的康复。

3.4　系统功能语言学与 AD 患者的意义选择

系统功能语言学的目标是建立用于描述和解释人类语言的普通语言学和解决与语言相关问题的适用语言学(Halliday,1978,1985)。在意义建构的过程中,个体对语言的使用就是选择意义的过程,该选择观强调了个体在语言选择及意义表征过程中的个性化(唐青叶,2019),而"系统"这个概念则为交际情境的设置提供了理论依据。

3.4.1　系统的层次性

语言具有层次性是系统功能语言学的核心思想之一。语言作为意义发生的资源,由选择系统构成,系统的层次之间互为实现或体现,意义选择由词汇语法实现,词汇语法的选择由音系或字系体现(Halliday, Matthiessen, 2004)。这种互为体现的关系是一种双向的和多层次的关系,人类的表情达意是整个语言系统共同作用的结果(Matthiessen, Halliday, 1997)。在意义生成过程中,语法隐喻以级转移(rank shifting)的方式增强了书面语的词汇密度,通过考查语法隐喻的使用情况,可以对言语缺陷患者的语言成熟性做出评估。修辞结构是特定语类写作过程中所使用的话语推进方式或顺序,Mortensen(2003)的研究表明,获得性语言损伤者在议论文或记叙文的写作中存在修辞结构使用方面的困难。

在临床语境下,语言的表达层面主要由音系体现,这是因为口头话语是言语失调患者的主要交际渠道。音系中的韵律对言语缺陷患者语言功能的评估具有重要意义,韵律与意义的表达具有系统的关联,其作用在于对语法进行对比,如对小句或小句复合体、新旧信息进行区分(Halliday, Matthiessen, 2004)。对存在理解障碍的失语症患者而言,韵律特征可以将他们引导到话语的主要信息上面,而对脑损伤患者话语的韵律特征进行分析也有特殊的意义,因为他们的言语存在韵律方面的困难。语言的层次性对于某些言语缺陷的诊断和评估具有启发性。不同类型的脑损伤患者在语言的功能上会有不同的表现,而系统功能语言学则可以将这类患者的言语表现整合为一个统一的框架(图3-2),从而增强临床话语分析的操作性。

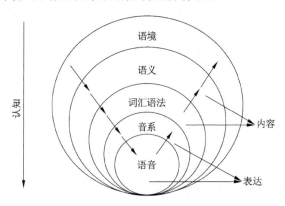

图3-2　系统功能语言学的语言系统层次结构示意图(杨信彰,2010)

3.4.2　语言的三大元功能

系统功能语言学认为,语言存在三大元功能:一是理解和表征人们生活的环境,以及人们对环境的经验;二是表征人际经验;三是将人们的活动和经验组织成有意义的语篇(Martin, Rose, 2003)。这就是通常所说的概念功能、人际功能和语篇功能。这三种功能与情景语境紧密相关,而且这三种功能同时体现在语篇中。概念功能的及物性系统表现为动作的指向性,即谁在什么条件下对谁做了什么,涉及参与者、过程、环境成分及各成分之间的关系;人际功能表现为人际互动中角色的协商,通过语气和情态表达,语气由主语和限定成分的位置及语气附加语表现,而情态则由评价系统表现(Martin, Rose, 2003)。通过分析小句的主位构成(如标记或无标记、多重主位)及主位推进模式,可以对言语缺陷患者的词汇语法提取情况及情景把握能力做出判断,进而弄清病理话语的展开模式(Thomson, 2005)。Halliday 和 Hasan(1976)的语篇衔接手段(词汇衔接、指称、替代、省略等)有助于发现患者语义加工的神经关联,如言语中出现指称、替代错误的 AD 患者在语言神经加工机制方面可能存在问题;话语中出现省略使用错误的(该省略的没有省略,不该省略的地方省略)AD 患者可能工作记忆出现问题导致信息冗余或回忆困难;词汇衔接涉及的上下义、同义反义关系及语法衔接手段使用不当的 AD 患者在逻辑思维能力方面存在损伤。由此可见,功能语言学的研究手段在临床语言研究中具有很强的针对性和可操作性。

3.4.2.1　"意义"与"选择"

Halliday 等(1987)指出,选择就是意义,把语言看作一个"具有意义发生潜势的整体"。这个意义潜势(meaning potential)意味着各种潜在的、灵活多样的、隐藏的、可扩展的潜能(潘玥,2015);Lyons J(1968)把意义分为四类,借助真值条件语义理论分析语义的生成,并指出主观选择对意义的建构起着至关重要的作用;语用学家 Verschueren J(1999)也提出"选择 - 顺应"的语言使用原则。系统思想体现为语言是一个庞大的、可供选择的多层次意义系统。语言是人类思维的外壳,当说话者选择语言单位时,就是描述和反映自己的世界观的过程(唐青叶,2016),用其特定的方式表征世界;Radden G 和 Panther K(2004)在《关于理据性的思考》中开启了语言理据性研究的新篇章,从语言建构的动态角度探讨了生态、基因、体验、感知、认知、交际等理据构成,语法形式和语义结构及语言单位之间的对应关系如图 3-3 所示。

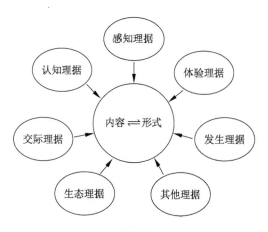

图 3-3　语言理据性因素的构成示意

　　由此可见,语言单位和语义结构的选择是多种理据(涉及体验、感知、发生、认知、生态和交际等)共同作用的结果,而且这些理据是多层面的,它们相互作用,使说话者对语言形式和内容做出"有意义"的选择。语言的表意能力就来自"选择"。"选择"这一概念为语言系统中的纵聚合关系和横组合关系搭建了一座桥梁,使意义潜势产出具体的语言结构,即意义产生的方式(王文峰,张敬源,2017)。换言之,语言成分只有使用时才有意义,意义就是言语行为。因此,"选择"就是意义,语言与人类的认知心理及神经官能有着密切的关系,语言学不仅为言语行为研究提供理论支持,也为言语失调患者,如阿尔茨海默病患者语言障碍的描述、分析及理论的建立提供基本术语和理论基础。在探索患者语言表达功能方面,研究人员(Irigaray,1973;Schwartz,1979)普遍认为患者能够很好地掌握即席话语和诱导话语的句法结构,即阿尔茨海默病患者话语的句法结构是正常的(赵俊海,2012)。这是由于语法本身并不能"选择",实际能做出选择的只能是语言使用者。随后 Bayles, Appell 等(1982)研究指出,虽然患者的语序没有异常,但某些句子几乎没有意义,还有些句子表述方式怪异,令人难以理解。由此表明,患者受到自身语言网络系统的制约,对意义的加工处理方面产生困难,以至于在意义潜势中无法正确选择意义,因此会产出一些无意义或正常人无法理解的语句。我们应当加强对患者所剩语言资源的挖掘,找出影响患者进行"选择"的背后因素,并根据患者"选择"的结果,结合语言的功能,探究和阐述患者做出"选择"的过程。

3.4.2.2 "选择"在系统中的作用和体现

语言系统是研究"选择"思想的基础和前提,"选择"也是理解语言系统与语言实例之间关系的关键因素(王文峰,张敬源,2017)。通过对健康老人及中轻度 AD 患者口语语料库的标注研究发现,患者除了具有人们一致认为的词汇提取困难的显性表征外(Appell J,Kertesz A,Fisman M,1982),还存在着认知拓展方面的理解困难,例如多角度展现物品的外观和属性,当物体的外形特征不那么明显时,患者受到的命名缺陷的语义干预明显增加,如图 3-4 所示。

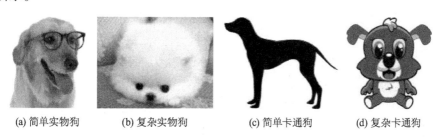

(a) 简单实物狗　　　　(b) 复杂实物狗　　　　(c) 简单卡通狗　　　　(d) 复杂卡通狗

图 3-4　测试患者命名任务示意

研究发现,患者在物体命名方面对于典型范畴内的事物(图 3-4a,c)大多能给出正确的答案,但对于稍稍偏离原型的事物(图 3-4b,d),指认和匹配测试的通过率较低(低于 60%)。从意义建构的角度来看,Lakoff 和 Johnson 认为意义建构的哲学基础是心智的体验性、认知的无意识性和思维的隐喻性(陈松云,杨劲松,2014)。意义在于感知,心智、思维和推理并非外界事物的镜像反映,而是人类对外界事物感知和体验认知加工的结果。因此,人们对信息感知、注意、理解是有选择性的,原型范畴是概念化的产物,患者对典型的事物能较快地指认,但对于非原型的事物或需要一定推理和想象的事物则往往不能正确辨认,由此可见,患者的"系统网络"即语言系统的网络出现了问题,在选择意义的过程中,患者无法在自己的语言系统网络中做出判断。此外,在读图会话的语言表达方面,对于信息传递和理解的困难主要体现在:患者倾向于使用表意不明、指代不准的"他""那个"等来指代想要表达的事物,使用替代词、语义上有关联的词汇或迂回陈述来替代目标词汇。在话语层面,患者在完成篇章话语活动时,语义的故障和记忆功能的紊乱导致患者在维系话语连贯方面出现失调现象,这些现象和许多西方学者的实验测试结果不存在明显差异(Appell J,Kertesz A,Fisman M,1982;Bayles K A,1982)。同时,也有众多学者认为语言就是意义潜势,经验识解中体现为对意义潜势的选择(唐青叶,2016)。因此,我们有理由认为,"选择"在个体认知世界和表情达意的过程中发挥着重要作用,也就是说,语言表达是说话者为了实现一定的目的,在多种认知因素下做出"选择"的结果,患者的语言结构亦是他们在各自的语言系统网络中进行有意义"选择"的结果,其选择的结果(即便是患者貌似杂乱无章的语言)客观地反映其对意义的理解和内心认知世界的建构。

3.4.2.3　意义潜势:患者动态认知过程的表达式

"语言就是意义潜势"(Halliday,1973)的观点可追溯至 Malinowski 和 Firth(1957)的语境思想。Malinowski 把语言看作一种社会行为,是一系列的潜在可能性,也是作为特定情景下开放的行为选择,语境是意义潜势与语言形式的结合体。Halliday 和 Matthiessen(2005)认为,词汇语法是意义的资源,是经验的理论;通过它,经验可以转换成意义,所以语言是手段而不是目的,它可以构建经验,重塑现实,语言的力量来自其纵聚合的复杂性,即它的意义潜势。语言和句法不是自治的,而是与人的认知能力、语义、语境等诸多因素密不可分的(王文峰,张敬源,2017),因此对患者语言系统在小句以及语篇层面运作规律的研究必须参照他们各自的认知过程。语言作为意义潜势的属性,传统医学研究未能说明语言系统的各要素在患者表达意义的过程中如何运作,即没有对语言的"系统和功能"做出合理的解释,这是对语义功能分析和描述的缺失。为了进一步对患者语言"选择"的过程和原因提供全面解释,可以将传统的医学研究模式与患者言语认知的过程、意义动态建构的过程联系起来,开创一种以"系统 – 选择 – 功能"为基础的新型语言研究模式。

3.5　中轻度 AD 患者言语选择的行为特征与语言资源的意义表征

在生活中,人们不断建构意义(make meaning),包括与事物的交互,如茶杯、键盘、汽车……人们知道这些东西是什么,并可以将这些概念融入生活,意义的建构也包括人与人之间的交往,在任何人有意识的活动发生前,意义就已经产生了,但是阿尔茨海默病患者由于脑部神经的病变,心智和思维模态往往产生冲突和对立,对意义的理解就会出现背离,因此患者的言语和行为会看起来很奇怪(Guy A M,2001)。研究组对 120 例患者的历时研究发现,大多数患者在认知过程中不具备感知和判断能力,无法对自身感知到的事物赋予意义,而另一些患者则能够通过借鉴说话者相对熟悉的特征或联结进行有效的交流,使听话者容易理解其意图。系统功能语言学以语言使用中的意义为视角,以语言现象本身为切入点,关注语言的具体使用情况,且系统功能语言学秉持社会符号观,其意义潜势不仅包括文字,还包括图像、声音、动作等多种资源(李华兵,2017)。说话者为了达到一定的交际目的和需要,能够根据情景语境及社会文化语境,借助图像、声音、动作等多种手段和符号资源进行交流,从而形成多模态语篇。因此,我们可以借助系统功能语言学的理论框架,综合运用语料库检索、结构方程模型、计算机模拟等多种研究方法,对患者的语言、图像、声音等多种表意资源进行定量和定性分析,这有助于揭示患者语言的表意机制。

3.5.1 语境在言语表达中的作用及对患者意义潜势的建构

Halliday 针对语境的研究从 1964 年开始,至 1978 年趋于成熟。他认为选择是由意义决定的,而意义的产生离不开语境,任何语言的使用都有语境(Halliday,1985)。语言的意义潜势是动态的,无论对于整个语言系统还是具体的语篇,语境都是它们的"生态母体"(王文峰,张敬源,2017)。换言之,语篇、句子、词汇之间不是简单的堆积,而是通过"意义"有机联系起来的。语言的首要功能就是达词表意,而意义的表达是一种动态过程,意义的理解要依赖文化语境和社会语境,因此,我们可以通过分析说话者有意识的"选择"过程,研究语言与语境之间存在的关系。Halliday 认为,情景语境包含三个变量:语场、语旨和语式,它们对语言编码起到一定的支配作用(胡壮麟,2008)。在交际的过程中,人们根据语场、语旨和语式的具体要求,对语义功能部分进行有意识的筛选,外化为一定的表达形式,最终体现为语言实体。AD 患者的语言系统同样包括语音、词汇、功能、主题等,当他们在自己的语言网络系统中挑选适切的语言输出来表达思想和建构概念时,由于大脑功能受损、认知能力下降、语言资源受限,对语境的理解和判断失误,只要语场、语旨和语式中任何一个因素发生变化,语言必然随之发生改变,从而产生不同于正常人的语篇。Dijkstra 等在 2004 年的一项研究表明,护理人员在与患者交流时必须使用辅助性话语,如重复、提示和鼓励性话语,帮助患者在话语进程中产出话语的整体连贯性。这也充分表明语境的构建有助于"表情达意",只要能构建一个合乎患者认识能力的语境,患者就能顺利建立可供选择的目的语义潜势,并从中做出正确的选择。

3.5.2 从语言三大纯理功能看 AD 患者言语失调的产生和运作

Halliday 的功能观主要体现在概念、人际与语篇三大"纯理功能",从而将语言学与社会语言学和语用学结合起来,使语言更具社会功能性。下面从功能语言学的三大纯理功能出发,结合实例分析患者在实际交际过程中进行选择的选择集和选择机制。

3.5.2.1 从概念功能看患者对经验意义建构的运作机制

概念功能是指人们用语言来谈论对世界的经验,主要涉及及物性系统,过程可以分物质过程、行为过程、存在过程、言语过程、心理过程、关系过程六类(Halliday,1987,1985)。选择不同的过程类型意味着不同的参与者与环境因子,能反映出不同的及物性意义。本研究共标注 40 位研究对象转写的文本,其语料经过 Coding Star 软件标注处理,对各项数据用 AntConc、Wordsmith 等软件进行检索和统计后发现,患者从发病早期就显示出多用物质过程和行为过程,总共使用了 127 个过程动词,出现频率依次为物质过程(125 个)、行为过程(2 个)、关系过程(0 个)、心理过程(0 个)、存在过程(0 个)、言语过程(0 个)。物质过程用来描述做什么或发生了什么,患者的话语内容简单、重复,有较多无法传递信息的空洞语句,几乎没有关系过程(反映事物之间出于何种关系的过程)和心理过程(描述内心行为、表达感知和意图的过程),这说明患者生成经验意义的语言资源遭受损伤,构成及物性系统的语言成分中参与者多为简单名词性词组,而缺乏对名词词组做修饰和限定的能力,无法对小句中的参与者及环境成分做出细化和扩展,也缺乏描述事物的属性和说明解释的修饰能力,并且在心理感知和反应方面对信息的明晰性受到限制,从而影响话语的质量。

3.5.2.2 从人际功能看患者对情感的识别运作机制

语言是人类作为社会动物的有意义的活动,也是人类有别于其他动物特有的标志之一。人类使用语言的过程体现出人与人之间极为复杂的社会关系,也表现出人类无穷的创造力。Halliday 认为,人际功能体现的是语言的社会意义,指说话人用语言来表达身份地位或建立、保持人际关系的一种功能(Halliday,1987,1985)。通过人际功能的解读,我们能够推断出说话人的身份和社会地位,以及说话的态度和动机等。通过这一功能,说话者能参与到某一情境中,表达对事物的看法,并试图潜在或直接地影响或支配别人的观点。人际功能主要由语气、情态和语调来实现。本书对搜集到的语料从情态和语气两个方面做了初步的量化数据分析。例如:

采访者:今天的药喝过了没有?

患者:药……等……不想喝。

采访者:刚才已经给你倒了,为什么没有喝?

患者:为什么,药呢,我不想喝。

采访者:在这里呢,现在喝还是待会儿喝?

患者:不,不喝。

采访者:这药对身体可好了,你要按时喝,这样病才能好得快。

患者:不,我不要,我不要。

采访者:好好好,不喝不喝。

显然,采访者使用了疑问语气(3次)和祈使语气(1次),前者数量较多。疑问语气是求取信息和服务(药喝过了没有?),祈使语气是命令别人服从他(按时喝药),采访者一直都在问问题并下达指令。患者在回答问题时用的都是陈述语气,实现了陈述这一言语功能,在使用人称代词的时候,患者多采用第一人称。在上述交谈中患者使用了很多表示意愿的情态动词,其中"不想"表示一种否定的意愿,拒绝做某事;"不要"是情态值比较高的词。患者受身体疾病和心理负担的折磨,意志薄弱,情绪波动较大,有的期望得到关心和照顾,尽快康复;有的长期卧病,丧失信心,一蹶不振,内心抗拒药物治疗。使用AntConc软件对语料库进行分析和统计,并进行词频搜索及文本分析,将"想、不想、愿意、不愿意"这几个词进行搜索,在采集到的30个文本中一共出现41次。根据人际功能理论,上述词在文中用于陈述句中属于低情态值的词,表明说话者在语境中社会地位低微,没有绝对的话语权。不同的语气类型能够反映出说话人与听话人之间不同的人际关系,实现不同的言语功能和言语角色的人际意义;情态动词和情态副词的使用也可以反映说话者的态度、观点和性格特征。

从语气的角度来看另一段对话:

采访者:老黄,你好!

患者:小,小他……你来啦? 你来看我啦?

采访者:你认识我吗? 你这是在跟谁说话呀?

患者:我,我跟你说话,我在家,我等了你这么多年。

采访者:你是不是想起什么人啦?

患者:小他,你又来看我啦,我知道的,我知道……我以前……后来就,上班……

在这段对话中,患者一共使用了9次代词"我",2次代词"他"。根据功能语言学人际理论的观点,一定的语境下频繁地出现同一个主语反映了一定的文体特征,也体现了说话人的性格特点(张德禄,2006)。上述对话表现了患者的语言资源以自我为中心,极少能对他人的行为或情感做出判断,在口语中经常使用"那个什么,他"作为指示词。这类词缺乏具体所指,也违背了主语使用的原则,说明患者对代词的指代意义较为模糊。就人际功能而言,代词反映患者在言语交际各方协商的可能性及表达态度(对目标或过程的评估)、情感(个人感情)、判断(对别人行为的评价)等方面都存在缺陷,其传递话语意义时表征人际意义的语义资源受到损坏。因此,在与患者的日常交际中,护理人员应保持耐心和细心,尽量减轻患者对信息的认知加工要求,使用患者所熟悉的词汇和句子,必要时给予一定的提示和反馈,并且减少使用指示代词,避免患者对远期记忆的追溯,根据患者的能力逐步扩大交流内容,尽可能地对患者的生活产生积极影响。

3.5.2.3 从语篇功能看患者对语篇连贯的建构机制

Halliday 认为,语篇是语言通过主位结构、信息结构和衔接手段对概念功能和人际功能发挥组织作用的结果,且语篇功能使语言与语境发生联系,从而使语言使用者只能生成与语境相匹配的语篇(胡壮麟,2008)。文献检索发现,目前对阿尔茨海默病患者话语的主位研究尚不多见,仅我国学者赵俊海(2014)对英语阿尔茨海默病患者话语的主位构成情况做了研究,认为患者话语的主位推进模式以重复性名词资源为主,话语的展开呈直线方式,缺乏多样性,表征语篇资源方面,如衔接和连贯则存在较多问题。Manouilidou 等(2009)从主位角色分配的角度探讨了主位对心理述位词的限定作用,发现患者在心理动词的使用上弱于健康老人。Dijkstra 等(2004)从衔接和连贯的角度考查了阿尔茨海默病患者、健康老人和医护人员的话语衔接问题,研究发现,作为话语构建特征指标,在整体连贯、衔接信息单位、话题维系、独有词语和简练方面,健康老人的表现要优于阿尔茨海默病患者(Dijkstra K,Bourgeois M,Allen R 等,2004)。

除此之外,通过统计还发现在语篇方面患者的"语义选择"呈现如下几个特征:① 在话题开启和话轮转换的时候,患者倾向使用"那个、那、那么"。② 在话题承接的时候,患者倾向用"哦、嗯、那"等语气词。③ 重复衔接较多,话题骤转现象较多。④ 患者在句子的衔接方面言语迟缓,没有语言监控能力,即极少出现自我纠错等现象。⑤ 当表述出现障碍时,患者肢体语言明显增多,如抬手、摸头、眼睛四下看等。例如,一位患者人格未发生改变,波士顿命名检测 1 分,头颅 MRI 检查为弥散性脑萎缩。他自述如下:

我老家东北那旮呢，排行老四。那个，我子女呢，身体都挺好。他们那个，都在那个厂里工作，我在家，那个在，孩子都在家，又要吃饭，又要上学……

患者前后语段都不具有内在逻辑关系，"那、那个"出现的位置不明确，且不是必要的话题分界点，显然是患者思维不连贯、语流不畅的产物，话语的一致性和整体性受到削弱。

总之，语言结构的产生是一个创造性的过程，是极为复杂的心理和生理共同作用的过程。随着临床语言学的发展，未来可以借助先进的功能性成像技术和神经心理测验来进一步明确语义选择与大脑活动之间的关系。例如，Lamb S (2013) 做出有益的尝试，他推测人脑的右半球可以控制语言的人际功能和语篇功能，而经验功能主要受大脑左半球的推动，这对系统功能学派传统的个体间研究视角是一个有力的补充。但是这在实际操作中无疑困难重重。

综上所述，系统功能语言学是一整套关于语言的系统网络，是互为关联的庞大语义生成意义的选择系统。其中，概念功能是对经验模型的识解，人们用来表征现实世界或内心世界；人际功能促成人与人之间的社会关系，与言语交际对象在一定语境下传达信息；语篇功能则将概念和人际意义与说话语境建立关联，并为概念和人际功能的发生提供实时资源。说话人使用语言，就是在特定语境下有意识地"选择"意义、表情达意的过程。本章梳理并归纳了系统功能语言学中"意义"与"选择"之间的关系，从理论层面上应用系统功能语言学的分析方法搭建一个框架，对临床语言进行全面、系统的研究，包括对话语所做的概念意义、人际意义和语篇意义的分析，尝试将某些语言范围与患者病情的发展建立起一定的关联，阐释语言系统是如何成为人们在语境中表情达意的强大源泉，有助于对患者的病情发展进行积极的预测和干预。

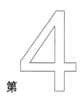
语言在人类表情达意、沟通交流的过程中充当了重要角色,语言含有很多功能,概念功能、人际功能和语篇功能是 Halliday 提出的语言三大元功能(Halliday,1994)。及物性系统、语态和归一性,三者有机结合共同实现概念功能,其中及物性系统是实现概念功能最主要的方式。近年来有很多专家和学者采用概念功能中的及物系统来分析新闻政治语体、文学、诗歌译本等,并取得了丰硕的成果(黄国文,2004;司显柱,2007)。本章借助系统功能语言学的及物性框架对中轻度 AD 患者与健康老人的话语进行对比分析。

4.1　概念功能与及物性系统

一般来说,语言的概念功能通过及物性系统体现在语义层面上,所有的经验都通过各种"过程"来表示,一个"过程"由三部分组成:① 这个过程本身;② 参与者;③ 与过程相关的环境因子(Halliday,1994)。

及物性是小句的语义内涵,小句通过这个语义内涵去刻画经验世界中的各种事件和过程,不同的过程体现不同的参与者(如动作者、感觉者等)和不同的环境成分(如时间、地点、方式状语等),过程、参与者和环境因子分别由名词词组、动词词组、副词或介词短语来充当。Halliday(1995)提出,及物性系统的六大过程(图 4-1)如下:

(1)物质过程(material process),指"做的过程",即某人做某事,表示物质过程的动词大都是动态动词,涉及的参与者有动作者(actor)和目标(goal)。如 The hunter chased the rabbit 中,the hunter 是动作者,the rabbit 是目标。

(2)心理过程(mental process),指"感知的过程",即能引起人们心理变

化的活动过程,具体可分为表示感觉
(perception)、反应(affection)和认知
(cognition)等心理活动的过程。心
理过程的参与者有两个:感觉者
(senser)和现象(phenomenon)。感
觉者是有感觉、知觉和思维,即有意
识的人、动物或拟人化的物体。现象

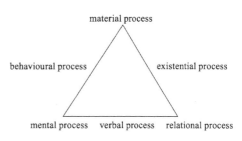

图 4-1 及物性系统的六大过程示意

指的是被感觉到的、知觉到的或思维到的人、物、事实等。表示感觉的动词有
看(see)、听(hear)等,如"我看到了光明/我醒悟了"(I saw the light);表示反
应的动词有喜欢(like)、讨厌(hate)、害怕(fear)等,如"我不喜欢他"(I dislike
him);表示认知的动词有知道(know)、认为(think)、理解(understand)等。

(3)行为过程(behavioural process),指诸如呼吸、咳嗽、叹息、做梦、哭笑、
凝视等生理行为的过程。行为者(behaver)最常见的是人。典型的生理动词
有呼吸(breathe)、咳嗽(cough)、哭(cry)、梦(dream)、晕(faint)、皱眉(frown)、
笑(laugh)、叹气(sigh)、睡觉(sleep)、微笑(smile)、不耐烦(snarl)、担忧(wor-
ry)、打呵欠(yawn)等。此外,听(listen)、看(look)、睁大眼睛看(stare)、注视
(watch)等准心理动词,以及躺(lie(down))、坐(sit(down))、站(stand)等准物
质过程动词也经常用来表示行为过程。行为过程多为不及物动词,一般没有
目标(goal)。

(4)言语过程(verbal process),是通过讲话传递信息的过程,常用的动词
有说(say)、告诉(tell)、谈论(talk)等。该过程涉及的参与者有说话者(say-
er)、受话者(receiver)和说话内容(verbiage)。在 I told you,"I am sad."中,
"I"是说话者,"you"是受话者,"I am sad"是说话内容。

(5)关系过程(relational process),指的是事物与事物之间的限定关系,表
现方式主要有两种,即归属(attribute)和识别(identity)。例如"他是一名医
生"(He is a doctor)中,充当关系过程的动词就是"is"。

(6)存在过程(existential process),指的是事物在世界上赖以生存和存在
的过程,用来表达"某地存在、出现某物或某人或者某物消失"的意义,既可以
用词汇的形式来体现,也可以用特定的句式来体现这种存在意义。例如"这
里有座房子"(There is a house)。

以上"六大过程"涵盖了语言的所有概念意义,所有的过程都用动词来表
示,动词是语言中最重要也是最复杂的成分,与动词相关的诸多因素会影响

患者的言语加工,动词也是句法构成的中心成分,与动词有关的成分损伤会导致言语理解和表达困难。这些概念为揭示人类的经验提供了理论框架(阚哲华,2006)。虽然"过程"本身是小句的中心成分,但不能独立实现概念功能,需要在其他参与者和环境因子的共同作用下发挥功能。由图4-2可见,过程、参与者和环境因子一起构成小句的概念和意义。

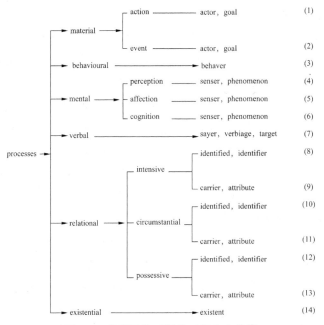

图4-2 传递及物系统的过程和角色[①]

六大过程中物质过程、心理过程和关系过程为主要过程,表征这些过程需使用不同的词汇语法资源(Halliday, Matthiessen,2004)。研究表明,对 AD 患者而言,词汇资源均呈现出逐渐衰减的趋势,有词汇提取困难和命名障碍。动词通常被认为是进行句法－语义分析的关键(周晓康,2008),在英语这种有形态变化的语言中,遣词造句需要遵守人称、性、数的规则,不同的动词形式不仅能够表示时体功能,还能实现人际功能(方文礼,1999)。汉语重"意合",动词缺乏形态变化,但是人们依然可以借助变换动词前后的语法成分、语义搭配、句型调整等手段来反映对客观世界的认知。换言之,动词所体现的这种句法语义关系反映出说话者的认知或经验,直接影响了人们在表情达

---

① 赵德全.纯理功能的传译:功能语言学理论框架下的翻译研究[M].保定:河北大学出版社,2007.

意过程中对语言成分的选择。自 Mortensen（1992）对一名中度 AD 患者的话语进行及物性分析后,有不少学者从宏观和微观的角度展开系列研究,但大多都是针对印欧语系的。本书的研究群体是母语为汉语的中轻度 AD 患者,主要焦点为患者与健康老人使用汉语动词过程中的差异,参与者与环境因子的使用差别,与以往的研究相比被试者的优势如何表现,并更好地揭示早期 AD 患者的语言使用状况。

AD 患者的认知功能在记忆、认知、语言、视觉空间、情感或人格等心智活动中受到持续的损伤(Mortensen,1992)。轻度 AD 患者或隐匿期的患者最早出现的状况可能就是取词困难、遗忘,这就说明患者语义场中的意义及指称出现了故障,而随着病情的发展,患者对外界的语义刺激的反应逐渐变得没有关联性和逻辑性(Bayles,1982)。语言系统是一种由意义潜势所组成的可供选择的网络,对语义系统选择的结果生成结构(Halliday,1985),患者由于认知功能损伤,无法将语言的形式与意义相结合,无法搞清楚语言作为一种意义潜势在服务于人们的交际时具体发挥的作用(Bayles,1982;Kennedy,1982;Burton,1982;赵俊海,2012)。因此应对患者话语文本进行及物性分析,结合语料库工具对语料进行分类、筛选和统计,考查患者话语中使用的不同类型"过程"的情况、分布状态,再结合具体语境,挖掘患者做出"选择"的背后动因,找到貌似杂乱无章的话语背后所要表达的深层经验意义。

4.2　健康老人和 AD 患者小句的及物性分析

汉语与英语在语法结构上有很大的差别,因此,套用母语为英语的相关理论研究缺乏评估依据,英语重"形合",汉语重"意合",因此,本书对功能语法的及物性理论进行了扩展,对母语是汉语的 AD 患者话语中的及物性系统进行了详细分析,特别是在形式描写的基础上注重语言的功能研究,并吸收认知语言学等相关学科领域的研究成果,将传统的以动词为中心的小句及物性的描写扩展到汉语词组中,讨论了其及物性过程的语义类型、相关参与者角色以及小句之间的逻辑语义关系。功能语法长于对句法结构的描写,所以这里利用该理论对母语为汉语的 AD 患者语料的语义及其词汇语法形式和功能进行研究。

汉语动词系统非常复杂,比如汉语动词除了上述提及的六大及物过程之外,还有不少学者提出多种可供进一步选择的过程(胡壮麟,1989;周晓康,1999;杨国文,2001),每个过程的选择与参与者和环境因子的关系又可以发生变化,使得句式和语态相比英语更为复杂精妙,同时也增加了我们对患者和正常人语料分析和筛选的难度。汉语的及物性概念最早是用来考查动词能否接宾语的。传统语法的及物性研究专注于动词与可能的宾语之间的关系,能后接宾语的动词称为及物动词,不能后接宾语的动词称为不及物动词。系统功能语法的及物性是小句概念,认为及物与否并不是动词自身的特点,因为同一个动词在不同句法环境中是否及物的情况表现不尽相同。Halliday(1976)将及物性概念从动词层面扩展到小句层面,构建了系统功能语言学意义上新的及物性系统。系统功能语法中的及物性是表达小句概念功能的语义系统,是关于小句表述过程类型以及过程所涉及的参与者角色和环境成分的系统网络。胡壮麟(1989)对及物性概念进行了阐释,指出及物性是表现概念功能的一个语义系统,其作用在于把人们在现实世界中的所见所闻、所作所为分成若干种"过程",并指明与各种过程有关的"参与者角色"和"环境成分"。彭宣维(2017)对及物性也进行了进一步阐释,指出系统功能语法的及物性是小句对主观世界和客观世界的认知经验历程的语法化处理结果,从而识解为一组可以把握的过程类别,其中包含的过程本身、参与者、环境成分属于三个语义范畴。小句是语义层上"情形"的体现形式,在句法层上可以填充小句及词组的结构成分。名词词组通常体现主客观世界中的"人或事物";性质词组常用来体现"人和事物"或"情形"的性质和状态;数量词组用来表达"人和事物"或"情形"的数量或程度;介词词组用来表达与"人和事物"之间的一些特定关系。除此之外,由于很多汉语词组一词多义,且句法单位的各个功能成分之间还可能存在交叉、重合关系,即便是同一种功能成分在小句中也可能扮演不同的语义角色。例如,汉语中很多动词也可以作为形容词,并不像印欧语言中的形容词那样具有鲜明的句法和典型的语义特征,所以往往在实际操作中很难与动词区分开。因此,套用西方语言学理论对汉语的句法结构及句法功能等开展的研究尚不够深入。词汇语法是系统功能语法研究的主要关注点,其中词汇、词组/短语、小句及小句复合体是系统功能语法研究的重点。功能句法分析模式为语篇分析提供了一个有力的工具,句法成分在本质上反映的是小句各组成成分之间的相互依赖关系。语言符号系统的功能是实现语言形式与意义的结合。汉语的语法构造如下:由最小的单位——语素构成词汇,词汇进一步构成短语,短语组合成小句。汉语中的词类与其句法功能之间并不存在简单的一一对应关系,语法形式上也与印欧语不同。汉语没有任何不同的标记词,同一个句法成分可以由不同词类的词汇来填充,同一个词汇在小句中可以充当不同的句法成分。

对30名健康老人和30名轻度AD患者的话语进行语料的标注和基于及物性六大过程的统计,单图描述"偷饼干的贼"。其语料经过Tagant软件标注处理,对各项数据用AntConc软件进行检索和统计后发现,患者从发病早期就多用物质过程和关系过程,统计结果如图4-3所示。

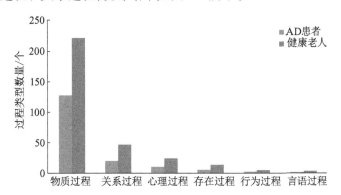

图4-3　AD患者与健康老人话语的过程类型数量统计图

结果显示,无论是患者组还是健康组,话语中出现频率最高的是物质过程(拿、洗、穿着等)、关系过程和心理过程。健康老人语料的文本容量明显大于患者语料的文本容量。因此,两组被试人在物质过程的使用频率上呈正态分布,健康老人语料中的动词数量和类型更为丰富。在处于前三位的过程类型中,物质过程占大多数,说明被试者所使用的词汇语法资源是类似的。物质过程用来描述做了什么或发生了什么,患者的话语内容简单、重复,有较多无法传递信息的空洞语句,较少使用关系过程(反映事物之间出于何种关系的过程)和心理过程(描述内心行为,表达感知和意图的过程),这说明患者生成经验意义的语言资源遭受损伤,构成及物性系统的语言成分中参与者多为简单名词性词组,而缺乏对名词词组做修饰和限定的能力,无法对小句中的参与者及环境成分做出细化和扩展,也缺乏描述事物的属性和说明解释的修饰能力,并且在心理感知和反应方面对信息的明晰性产生限制性,从而影响话语的质量。

4.2.1　物质过程

动作过程(action process)是及物性系统中重要的及物性过程之一,用于描述外部世界各种事物的运动及产生的结果,用来表征主客观世界中事物的运动(王文锋,2018)。世间万事都处于不断变化、运动之中,人们之间也在进行不断的交流和丰富的互动,因此动作过程在及物性系统中所占比例较高。Halliday(1994,2000)将此类动作过程称为物质过程。

4.2.1.1 物质过程中英汉小句的对比

动作过程中的参与者角色主要包括动作者(actor)、目标(goal)等。汉语和英语的物质过程动词语义之间存在差别。从与动词的语义关系上看,"范围"成分和"目标"成分在过程中所具有的功能不同,对过程的依赖程度不同,各自受过程发展的影响也不同(杨国文,2001)。尤其是汉语中的"把"字句式和"被"字句式,其"范围"成分和"目标"成分都表现出不同的意义潜势。

例如,小男孩拿饼干(The little boy get the cookie),如表4-1所示。

表4-1 对"小男孩拿饼干"做及物性分析

小男孩	拿	饼干
动作者	物质过程	目标

关于物质过程中的"目标"成分是强调动作者对"目标"做的事情,"目标"成分是物质过程的参与者,它依赖于过程而存在;而"范围"成分可以独立于过程的实体,不属于物质过程的参与者(Halliday,1985)。由以上两句关于物质过程中的"范围"成分,可以看出英语与汉语的差别:

首先,物质过程的范围成分不同。如在"do some cleaning"(打扫卫生)中,过程 cleaning 以"范围"成分的形式出现,而动词 do 没有实质性的词汇意义。英语的这一结构还有很多,例如 do the shopping(购物)、do some washing(洗衣服)、do the cooking(做饭)、have a bath(洗澡)、have a shave(刮胡子)等,可以与汉语的离合词相对应(包括同源宾语)。但是在汉语相应结构中,不是用其他没有词汇意义的动词引出过程,而是将动词与"范围"作为一个分离受限制的整体。动词与"范围"成分之间可以插入表态助词、数量短语或用以修饰"范围"成分的修饰语。例如,"打扫了一整天卫生""洗了个舒服的热水澡"等。

其次,英语的动词与"范围"成分之间经常有一个介词,而相应的汉语结构中则没有介词,动词与"范围"成分直接组合在一起。例如,go to the class-room(去教室)、climb up the stairs(爬楼梯)、write on the blackboard(写黑板)。

最后,英语中的一些用副词或介词短语实现的环境成分(方式、工具、目的、原因等)在汉语中既可以作"环境"用,也可以作"范围"用。例如,write with a pencil(用铅笔写)、have a deep sleep(深度睡眠/睡得沉)。汉语的这种特点使得物质过程中的"范围"成分和"目标"成分难以截然划分。

4.2.1.2　AD 患者与健康老人话语中把字句与被字句的表达对比

（1）把字句

把字句是汉语中常见的句式。当汉语物质过程中的"范围"成分是一件事情的结果时,就是描述性"把"字句式。汉语中"把"字句式的语义解释是"处置",即把什么东西怎么样、怎么处理、怎样支配、怎样使用(王力,1985)。例如,"他妈妈把碗筷洗了""他把饼干吃了""他妈妈把水溅得到处都是",目的是凸显小句信息的焦点"碗筷""饼干""水"。在英语中却不能说:The water's flowing out over the sink./The water is running furiously. 英语中的做法是将强调信息焦点的动词后置。然而汉语中也有特例,如"把牙磕了"并不具有处置意义。因此在对话语做过程分析的时候,不能套用西方语言学理论,对英语和汉语从语法结构上鉴别"范围"成分和"目标"成分采用简单的统一标准。

（2）被字句

被字句与主动句一样,着重叙述一个由某种动作构成的事件,而非被字句则着重说明一种由于某种动作而产生的状态(龚千炎,1994)。从收集到的语料中,我们发现母语为汉语的被试者使用被字句的比例很低,约为 1.33%,当无须强调实施者的时候,往往采用被字句的表达方式,随机抽取一例语料,过程动词带前修饰语或补语的仅有 1 句,有 6 句中过程动词带"了""着""过"等动态助词,如"凳子被碰歪了""饼干柜子被打开了"等。语料分析说明,汉语中被字句不是常用句式,汉语物质过程中的"范围"成分和"目标"成分在构成过程描述时有所区别。在相同数字的语料中,"动作 + 目标"和"动作 + 范围"的出现频率相差并不大,但汉语语篇中物质过程小句更多使用主动语态,较少使用被动语态。汉语更倾向于用主动语态来强调"目标"和"范围",而英语更多地使用被动语态,例如,"The cabinet door has just swung open"(储藏柜门打开来了)、"The curtains are pulled back"(窗帘拉开来了)、"You know cookies are being removed"(饼干被动过了)。

4.2.1.3　与物质过程相关的参与者和环境因子的构成分析

（1）动词的否定表达

在汉语里,否定词的否定范围可以根据被否定词语在否定词的前后位置而定。"没拿到饼干筒"和"饼干筒没拿到"的语义是有区别的,前者是非全量否定,后者是全量否定。但是对比英语,全量否定和非全量否定通常不以被否定词在否定词的前后位置来判别,大多通过词汇语法手段来表示,例如,He did nothing(他什么事也没干)、He did not do everything(他没干完所有的事)。从统计数据来看,汉语"范畴"成分和"目标"成分都可以进入主位表示某种强调意义。从上述例子可以看出,过程的选择和进一步选择决定了参与者和环境因子等其他功能成分的性质,并且影响到句式结构和语态的选择。正常老人在表达的过程中大多能选择合适的过程动词,然后进一步选择与这个动词所表达过程发生关联的其他成分,他们的"选择"丰富多样,这也体现了系统功能语法的系统性和层次性。

(2)与动词相关联的名词词组在小句中的语义

物质过程中,参与者和环境成分均由名词词组构成,因此着重考查并对比两组被试者语料中名词词组的构成情况。统计结果显示,AD 患者和健康老人在选择动作者方面,患者组使用的名词词组前往往缺少修饰成分,且使用的不明确、模糊语义的名词更多。而健康组使用的名词词组带有一定的修饰语和限定成分。在必须使用动作者的地方较多患者出现了错误省略现象,患者组明显高于健康组。为了更加直观地了解两组被试者在动作者使用方面的情况,我们对词组的复杂度做了分析,统计了语料中简单词组和复合词组的数量(图 4-4)。

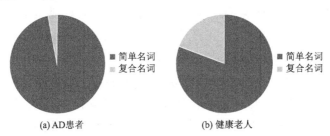

(a)AD患者　　　　　　　(b)健康老人

图 4-4　AD 患者与健康老人名词词组的构成对比

在表征参与者角色的名词词组构成方面,患者组多使用简单名词词组,健康组虽然主要使用简单词组,但在复合词组的使用方面明显多于患者组。两组被试者所使用的简单名词词组多由单个成分构成,主要有代词(如他、她、他妈),名词(如那个小男孩、凳子、水、窗户、水池子、饼干柜子等),指示词(这个、那个)。这三类词是患者组用于表征参与者角色最常用的词汇资源。除了简单词组外,患者组和健康组还使用了少量的复合词组,这些词组的构成情况如表 4-2 所示。

表4-2　患者组与健康组使用复合名词词组的构成情况

复合名词词组的构成	AD 患者组	健康组
指示词 + 名词	47.38%	21.96%
数词 + 名词	10.59%	7.37%
修饰词 + 名词	42.03%	22.50%
分类词 + 名词		13.28%
指示词 + 数词 + 名词		13.98%
指示词 + 修饰词 + 名词		12.63%
指示词 + 分类词 + 名词		8.28%

　　根据数据绘制柱状图(图4-5),可以看出患者组和健康组在复合名词词组的构成方面存在较大的差别,患者组在复合名词词组的构成上表现得更为简化,且不够具体,而健康组在复合名词词组的构成上则更为复杂和具体一些。这也印证了轻度 AD 患者普遍取词困难,在词组的复杂性方面,AD 患者使用的名词词组复杂性明显低于健康老人,对名词属性的描述较为模糊,缺乏修饰词,影响了患者在交际过程中信息传递的完整性和灵活性。此外,如果在测试过程中人为地中断患者的会话,再重新开启,那么会发现患者更多的语言缺陷,表现为遗忘当前的主题、偏离主题,语篇的衔接和连贯性受到干扰,而健康组则基本不存在类似的情况。例如:

　　患者:……他妈妈在洗碗筷,都不知道水都溢出来啦,她还在洗,还没有注意到,啊这个……她这个洗的有盘子碗啊。她……这个水喷得到处都是,她还穿着围裙,她拿个抹布在擦,擦这个盘子,都不晓得孩子进来了,所以她的孩子在这里,这样子她都不知道,水漫出来她也不知道……

　　健康老人:……孩子们的妈妈正在水池边洗碗呢,她一手拿着一个很大的圆盘子,另一手使劲擦拭,妈妈忙着考虑问题,洗碗水就这么淌出来了,就漫出来了,一直漫得厨房满地都是啊。两个孩子肚子饿了,去偷偷摸摸拿饼干吃,孩子妈妈还在发呆呢,都没有发现哎……

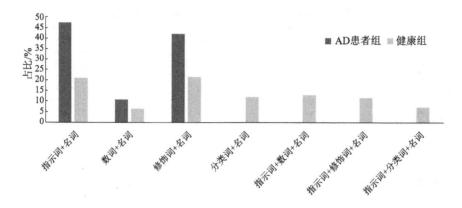

图4-5　患者组和健康组使用复合名词词组情况对比

从复合词的使用来看,健康老人使用了"一个很大的圆盘子""使劲擦拭"等词语,其中"一个很大的""使劲"是表示主观情态意义的修饰词。系统功能语言学主张"形式是意义的体现",所以可以认为这些句法特征也受到语义的严格限制和制约,修饰语的语义可以是主观的,也可以是客观的,都是对被描写概念特征的描写、说明或评价。小句表达的是说话人的态度意义,具有丰富的语用含义,这就是患者与健康老人话语的差别之处,可能是由于语言的记忆负载量减少、处理信息量能力降低导致的。

上例中,健康老人使用了"偷偷摸摸拿饼干吃",其中"拿"这个物质过程前有一个修饰词"偷偷摸摸",这个词的作用是对"拿"这个动作方式的描述,指出该物质过程所负载的某种特征或属性。对其属性的识解需要有较高的语境依赖性,需要发挥说话人的联想能力,联系到某个场景中去激活相关的语境概念,而患者却多没有使用恰当的修饰语的能力。

由此可见,物质过程也就是用语言来表达"做"的过程,以上论述对比了AD患者与健康老人及物性系统物质过程"做"的主体,即动作者(actor)的构成情况,下面对构成物质过程的另一个重要部分——"做"这个过程所涉及的目标(goal)进行简要描述。先看一组语料:

患者:……这个椅子都快倒下来啦,拿这个饼干要吃,这个手上还拿一块。

健康老人:……这个男孩踩着凳子够饼干,右手还拿着一块饼干。还没来得及递给妹妹呢,他就摔下来啦。

对患者组和健康组在表征"目标"时所使用的名词性词汇语法资源做了分析,发现在"目标"的构成方面,两组被试者的语料存在较大的差别,患者组倾向于使用简单名词词组,所占比例为96.12%,而健康老人的话语中简单词组所占比例为80.27%,复合词组所占比例为19.73%。利用PicData软件自动生成词云图,患者用于表征"目标"的名词词组中,出现频率较高的有"小男孩、小女孩、妈妈、水池、围裙、饼干"等(图4-6)。这些名词都比较简单,缺少修饰和限定词,理解和产出此类名词对认知能力的要求不高。从系统功能语言学的理论角度来看,患者生成经验意义的语言资源受损,缺乏对表征参与者和环境成分的词汇语法资源进行扩展的能力,影响了信息传递的准确性。

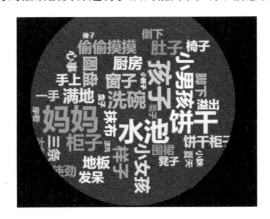

图4-6　利用PicData软件自动生成词云图

值得注意的是,患者组在表征物质过程时,存在少量"目标"缺失的现象,即他们在表达一个"做事"图式时未能完整指向事件的终点,未能完整表达句子的意思。这很可能与患者的即时工作记忆和语义记忆有关,即语言的记忆负载量减少,产出语义完整的复合句较为困难。

总之,通过跨语言的对比我们发现,汉语保留了古语法结构,所以句式更加灵活、复杂和多变。句法结构为语义选择的结果,句法能够反映出各种过程中涉及的"过程动词"与"参与者"及"环境因子"的不同关系和组合,无论是AD患者还是健康人,在表达某个意义的时候,都需要结合主观和客观的经验进行概括或描述,有时候需要对它们进行精确的选择,认知能力的差异会导致"过程"选择的不同,健康老人产出的小句表意更为精确,语义限定和句法搭配也更为丰富多样。

4.2.2　心理过程

心理过程是语言使用者将关于内在的经验过程词汇语法化后产生的结构关系。此类过程常包含感知者(senser)和相关的现象(phenomenon),前者通常是有感知和体验能力的个体,人或动物作为感知者,有时言语者赋予一些物体以人的特征;后者通常是指感知者所感知到的现象或事实,即感知或体验到的实体。心理过程可以进一步细化分为四个子类,分别是情感过程、感知过程、意愿过程和认知过程。在通常的句法环境下,该类过程小句主导的参与者角色就是事物或事件等的感知者。也有可能采用隐喻方式表征感知者(即使用其他有生命体或无生命体作为感知者)(王文峰,2019)。在我们的语料分析中,心理过程的发生率处于第三位,说明在对图片描述时患者组和健康组均没有过多涉及图片人物的心理活动。这种现象主要是因为图片的内容较少涉及心理活动,在对图片的描述中,明显涉及心理活动的只有孩子的母亲由于有心事,而没有注意到水溢出水槽的情景。例如:

汉语 AD 患者:……她想叫他。叫他多拿一块给她吃。但是这个椅子快倒了。他的妈妈在洗碗筷。但是可能在想心事,傻子一样,所以,这个水都已经溢出来啦。她还在洗还没有注意到。

汉语健康老人:……孩子们的妈妈站在水池边,好像在想心事的样子。所以她的孩子进来了,她都不知道呢。水都溢出来了她还在那儿发呆。水都漫到她脚下了。

英语 AD 患者:She doesn't seem even know what's going on, Uh, mother doesn't seem to care what's going on with the kids.

当然,这并不是说在图片内容的描述中不能涉及其他心理活动,比如有被试描述了偷吃饼干的小孩的心理活动:

The little girl wants another biscuit.

…but they are afraid of being discovered by their mother.

我们首先对患者组语料中构成心理过程的感知者做了统计,发现绝大多数的感知者为人称代词,如"他""她""他们"所占比例为89.76%,名词词组"他妈""那个小孩""这个水槽"等占10.24%。健康组构成感知者的成分与患者组相似,主要为人称代词,占84.57%,名词词组占15.43%。对患者组和健康组表征参与者角色的语言资源的分析发现,两组被试在感知者的构成方面均使用了简单名词词组,只是患者组使用的人称代词略多于健康组,而健康组所使用的非人称代词名词词组略多于患者组。这一结果较好地反映了两组被试在语义资源方面的差异,健康组在处理名词性语义资源方面要好于患者组。在构成心理过程的成分中,患者往往会因为记忆力下降,倾向于采用简单词组,疏漏掉感知者,如"可能在想心事,傻子一样"中就缺乏感知者,应该是"他们的妈妈在想心事"（表4-3）。

表4-3 对"他们的妈妈在想心事"及物性分析

他们的妈妈	想	心事
感知者	心理过程	现象

　　除了感知者外,还有心理活动的对象,这一成分一般由名词词组充当,在患者组语料中有时存在"现象"省略或缺失的情况。经过细致的标记和分析,发现患者组和健康组在"现象"的构成方面多使用简单名词词组,所占比例分别为85.24%和78.61%。除了简单名词词组外,两组被试还使用了部分复合名词词组或小句作为心理活动的对象,如"妈妈没有发现孩子们进了厨房间"。语料分析结果表明,轻度AD患者在表征心理活动方面并不存在很大的困难,但是在参与者和环境成分的构成方面倾向于使用简单名词词组,而健康组虽然使用名词词组较多,但在复合词组的使用方面要优于患者组。这种状况反映了患者在语义资源的配置方面可能存在一定的缺陷,导致他们在提取词汇时产生了困难。

4.2.3　关系过程

　　关系过程在英语中是常见的小句及物性过程。Fawcett（2010）将关系过程细分为归属类关系过程（attributive process）、地点类过程（locational process）、趋向性过程（directional process）、拥有过程（possessive process）和关联过程（matching process）五类（王文峰,2019）。何伟等（2017）根据汉语的特点增补了一种新的关系过程,即识别过程。一般来说,关系过程是对事件间关系的表征,它在及物性框架内属于"存在"（being）类图式,旨在对事件的属性和彼此间的关系进行说明,简单一点说就是"是什么"的过程。在构成关系过程的语言资源中,表征参与者和环境成分的语言要素主要为名词词组（有时环境成分使用介词短语或副词词组表示）。我们对患者组和健康组的语料的分析仍然着重从构成参与者和环境成分的语言要素着手。

　　从TalkBank痴呆语料库中,我们调取了一名英语轻度AD患者的语料：

PAR：—The little girl is waiting while the little boys getting the cookies out of the cookie jar.

　　—He already has one and he's just getting some more.

　　—He's gonna fall off that… en, stool.

　　—Uh. it's a summer day or a spring day because the window's open.

—They are being quiet so the mother can't hear they.

—Uh there's a house next door, it's another house coming right next door to it... the trees, the flowers.

—The mother's standing on his own foot on this chair, stool...

—And as I say he was tipping over and the cookies...

—And let's see, there aren't any knobs on the bottom to open these.

对患者组和健康组在表征关系过程的参与者时所使用的名词词组进行统计分析,结果表明,患者组和健康组在表征参与者时多使用简单名词词组,其中患者组使用简单名词词组的比例为96.13%,健康组的比例为87.72%;复合名词词组使用的频率均不高,健康老人在复合名词词组的使用方面明显多于患者组,这也说明患者对客观事物属性、状态等描述和判断的能力下降,患者更倾向于使用熟悉度较高的简单、直白的名词来表述。语料显示,患者除了使用对认知资源要求不高的简单名词、人称代词、指示词外,还使用了"there be"来描述存在关系,这与上文在分析物质过程和心理过程时的发现是一致的。构成关系过程的另一个成分是环境,被试话语的环境成分主要由名词词组体现,环境成分的构成比参与者的构成稍显复杂,除了简单名词词组、复合名词词组外,还涉及介词短语和副词词组。统计发现,患者中有75.69%使用简单名词词组作为环境成分,健康老人中有63.17%使用简单名词词组作为环境成分,如图4-7所示。

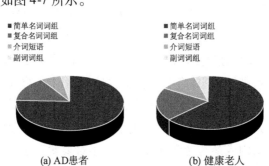

图4-7　患者组和健康组在表征参与者方面名词资源对比

为了看清楚英语和汉语 AD 患者及物性系统三大主要过程在表征方面的区别,分别呈现两组语料进行阐释,以下是随机抽取的一位母语为汉语的患者的语料:

……嗯,看到三个人,一个妈妈跟两个小孩子,小男孩站在凳子上拿饼干。这个椅子都快倒下来啦。这个手上还拿一块。小妹妹也要吃,叫他给她,但是这个凳子快倒了,因为三条腿,他妈在洗碗,发呆呢,这个水都已经溢出来啦,她还在洗,还没有看到淌到她脚上了,啊这个。窗子外面是很漂亮。有院子,有草啊,有树啊。她手上洗的大盘子,她……这个水喷得到处,她还穿着围裙拿个抹布,擦这个盘子。好像在想心事,所以她的孩子在这里,这样子她都不知道,水溢出来她也不知道。

上述语料显示患者在参与者的表征方面多采用非常简单的词组,而环境成分的表征则稍复杂一些,还使用了少量的副词词组和介词短语作环境因子。但是该患者的思维呈现跳跃式,相同内容的话语重复次数较多。

对于相同的内容,健康老人描述如下:

嗯,这是一个夏天,妈妈和孩子们都待在厨房间里。房间还挺大,窗户开着,微风吹过,后院有草地还有小路呢,景色还不错,挺漂亮的。妈妈正站在水池边上发呆,她只顾着擦一个很大的圆盘子,想着心事。水已经从水池子里漫了出来,弄得地板上到处都是。小孩子们肚子饿了,趁着妈妈不注意的时候溜了进来,他们想用凳子来够饼干,小男孩踩在凳子上,打开了储藏柜,他想要拿给妹妹吃,还没来得及给妹妹呢,凳子就要倒了。

上例语料在参与者的构成方面与患者语料相似,但是在环境成分的构成方面则比患者语料复杂。母语为英语的被试者在关系过程的表征方面比较明显,英语中的关系过程可以通过系动词体现出来,但汉语中的关系过程并不一定要通过过程动词来体现,相当一部分的性质词组也可用来体现"归属类关系""关联过程""地点方式关系"等意义,如上文出现的"都是、还、已经、就",汉语中甚至还有很多表示关系的过程动词在口语中完全省略了,但话语依然是简约连贯的,如"房间挺大""景色漂亮"等,虽然没有出现关系过程的典型动词,但也体现出了关系过程。因此,不能简单依据英文中表示关系的过程动词数量来考查汉语中的关系过程动词数量,也不能认为该被试在表征事体关系方面的语言使用要好于患者。

4.2.4 存在过程

存在过程表现实体的存在,可以指人、事物或某种状态。例如,柜子里有一筒饼干、厨房里有三个人、窗子前有一个花园……

句子中表示存在过程的动词多用"有、是",存在过程的参与者即存在者。需要注意的是,存在过程的存在者既可以是有生命的,也可以是无生命的各种类型的实体,但与表示关系过程的动词"是、有"要区别开来。关系过程表示实体与现象之间的关系,因此母语为汉语的被试者在口语表达时,会因为时间的原因,把动词"有、是"省略,如可能将"窗前有一个大花园和一条小路。"简化成"窗前,一个大花园和一条小路。"这也是正确的表达句式,并不影响意义的表达。

但是关系过程中表示属于的关系动词不能随意删掉,否则会造成语义不清。如健康老人会说:"妈妈有很多家务活儿要干。"而 AD 患者会说:"妈妈,很多家务活儿要干。"这句话就显得语义不够明确。其关系过程分析见表4-4。

表4-4　表示归属的关系过程分析

妈妈	有	很多家务活儿
载体	关系过程:归属	属性

但是,当关系过程表示识别的关系动词时,可以省略关系动词。例如,"偷饼干的人是那个小男孩。"也可以说成"偷饼干的人,小男孩。"听话者在理解上并不容易产生歧义。其关系过程分析见表4-5。

表4-5　表示识别的关系过程分析

偷饼干的人	是	那个小男孩
被识别者	关系过程:识别	识别者

上述患者在提取词汇的时候没有明显的困难,但仅仅选择了与图片内容传达意思一致的"关系过程动词",并没有进一步深入考虑"关系过程"所涉及的过程本身及与"过程"相关的"参与者"和"环境因子"的关系。这样,我们就能对不同类型的过程及参与者的认识进一步深入分析,也可以为健康老人和 AD 患者产出不同语义结构的句式找出更科学的解释和依据。

4.2.5　小结

通过对比被试者的语料,发现患者组和健康组主要倾向于使用物质过程、关系过程和心理过程对图片的内容进行表征。研究表明,对患者话语做及物性分析有助于对他们的名词、动词的语义资源做出准确、清晰的评估,我们特别关注患者在意义潜势中做出的有意识的"选择"。轻度患者基本都能够用动词表征所有的过程类型,患者和健康老人都更多地倾向于使用物质过程、心理过程和关系过程,患者使用物质过程的频率略高于健康老人组,使用行为过程、言语过程和存在过程这三类的频率较低,表明患者对具体、直观做某件事的动词的使用与名词词组的选择没有问题,在对上述过程类型的参与者和环境成分的构成分析中,可以看到患者在表征参与者时使用最多的是简单名词或名词词组,且具体性不强,大多缺乏修饰和限定的成分,还常常用上位词代替下位词。在患者所使用的环境成分中,表征环境成分的名词性资源呈现出简单、模糊、重复和不确定性的特征,AD 患者从发病的早期就开始出现心理词库缩小、词汇信息负载低、逐渐简单化的特征,有的患者为了刻意表现话语的流利性,将重复作为表意的重要策略。患者在使用名词词组方面往往不够具体,倾向于使用模糊代词等,导致患者话语内容空洞、表意不明、缺乏逻辑,因而无法传递有效信息。

此外,我们还进行了跨语言的对比,为揭示不同语言 AD 患者的语言特征做了有益的尝试。研究发现,汉语保留了古语法结构,所以句式更加灵活、复杂和多变。既然句法结构为语义选择的结果,句法能够反映出各种过程中涉及的“过程动词”与“参与者”及“环境因子”的不同关系和组合,人们在表达某个意义的时候,就会结合主观和客观的经验进行概括或描述,有时候需要对它们进行精确的选择,比如在物质过程的分析中,我们发现很多句子还可以进一步精准细分为动作过程和事件过程。

综上所述,以系统功能语言学概念功能作为理论框架为患者对名、动词资源的分析提供了独特的视角。首先,概念功能的及物性系统既可以从词汇层面,也可以从小句层面提供具体的参数,揭示充当不同语法角色的词汇资源分别在健康人群和患者语言构成中的状况。上述对轻度 AD 患者单图描述任务中的及物性分析,表明了患者在表征参与者和环境成分时倾向于使用简单名词词组,而且还存在少量参与者和环境成分缺失的现象,由此可以较为科学地评估者现有语言资源的损伤情况。其次,对及物性系统六大过程类型的分析有助于揭示患者在表征物质、心理、关系等过程时如何对动词进行有意义的“选择”。从患者对不同“过程”的选择上,可以判断患者对客观世界的认知、思维能力,尤其是 AD 患者普遍存在取词困难(表征参与者和环境成分时难以很好地应用名词、介词、副词等词汇资源),加工、储存和提取信息的能力弱(表征参与者和目标成分时多使用简单名词词组),句法结构单一,缺乏逻辑(如母语为汉语的患者在被动句的形式标记)等困难,有助于人们客观、全面地考查不同语言的 AD 患者语言的句法结构,以及患者在认知、建构客观世界时所选择的过程类型、与这些类型有关的参与者和环境因子,从而帮助人们揭示患者语言的全貌。当然,以上研究还有待结合神经语言学开展相关脑电实验,用实验来验证功能语言学的理论,并提供解释患者语言行为的具体数据,将患者大脑中表征参与者、目标、环境因子的种种语言现象以客观的方式"可视化"。

4.3 概念功能之作格分析

作格分析是对及物性分析的补充(Halliday,1994)。及物性所关心的是一个动作是否延伸至某个实体,即是否有宾语,与动作的起因无关。而作格关心的是动作的起因,分析是外界的原因还是自身的原因引起动作。如果是外界原因(即施动者)诱使的,那么这个施动者是什么、是否在句中出现等。及物系统和作格系统属于两套不同的意义资源,二者之间的互补在词汇语法上体现为及物模式与作格模式之间的并协与互补。何时选用何种模式,背后有着明显的语义潜势。例如:

① 小男孩打开了饼干柜子(致使类及物动词,蕴含致使义);

② 饼干柜子开了(衍变来的作格动词)。

此类现象也是我们在语料分析时应注意的,不及物动词内部还可分为普通不及物动词、作格不及物动词两类(Burzio,1986)。4.2 节中的"水漫出来了",既可能是自身的原因(如水满自溢),也可能是因为水池漏水。但不论是哪种原因,水不是在外力驱使下被迫流下来的。因此,普通不及物动词不蕴含致使义,作格动词则不然。由上例中的①和②可以看出,作格动词是由相应的致变类动词衍变来的,前者表示结果或状态变化,后者表示原因。同时,句子中作格动词的主语发生状态变化或位置变化,对应于致变类动词的宾语。第②句中致使动作发生的施动者(小男孩)不出现,往往需要通过上下文语境才能确定,这是文本分析时需要注意的。从文体学的角度来说,施动者在句子中出现与否以及施动者的隐现是否具有凸显性,有时对于一个文本的解读,尤其是深层经验意义的解读是非常重要的(申丹,1997)。因此,在对文本进行基于功能的考查时,除了进行及物性分析外,作格分析有时也是非常必要的。它有助于我们从另一个视角去观察被试者在组织语篇意义时,如何处理施动者中的系统性隐现之后深层次的动因。

4.3.1 文本的及物性模式分析

图 3-1 所示的单图描述中有三个人物,画面充满了各种生趣盎然的活动:妈妈洗碗,孩子们偷饼干,是一幅生动形象的厨房活动图。我们试着比较下列语料:

汉语 AD 患者：……小男孩打开了饼干柜子,手里还拿着一个,她想吃。叫他多拿一块给她吃。但是这个椅子快倒了。他的妈妈在洗碗筷。嗯,窗外有草地蛮漂亮的,有草有小路……但是可能在想心事,傻子一样,所以,这个水都已经溢出来啦。她还在洗还没有注意到。

汉语健康老人：……他们想用凳子来够饼干,小男孩踩在凳子上,打开了储藏柜,他想要拿给妹妹吃,还没来得及给妹妹呢,凳子就要倒了。孩子们的妈妈站在水池边,手上正忙着擦一个很大的圆盘子,好像在想心事的样子。所以她的孩子进来了,她都不知道呢。水槽里的水都溢出来了她还在那儿发呆。水都漫到她脚下了。

一般叙事语篇中,典型的施事者是有生命的人(Hopper, Thompson,1980; Dixon,1994)。但我们考查 AD 患者的话语,有第一参与者中有近一半不是有生命的事物,如"椅子""窗外""水"都是无生命的事物(Halliday,1971)。在仅有的 6 个及物小句中,有 4 个物质过程动词和 3 个心理过程动词。给人的总体印象是,尽管画面中充满生机勃勃的活动,但患者的表述是趋于平淡或静止的,体现了患者联系事物关系和拓展想象力空间的能力缺乏,理解和认知上局限,以及语句简短和匮乏。

健康老人的语料中则用了较多的动态动词"够、踩、打开、拿、站、擦、进来、溢",把三个人物的动作都描述出来了,还用了一些限定词和修饰词对使用的动词做进一步的修饰、补充和说明,使其意义更为完整,形象更为饱满。这种凸显及物性的模式也表现了被试者对意义的构建过程。

4.3.2 文本的作格分析

本小节尝试对同一段落进行作格分析,看看会呈现怎样的特点,这样的特点在不同被试人群中的意义又有什么差别。在作格模式中,媒介是必要的、核心的参与者,分别相当于不及物物质过程中的行动者、及物过程中的目标、心理过程中的感知者等。

患者：……他够饼干,饼干柜子开了,手上还拿着一个,椅子都快倒了。嗯,窗外有草地,蛮漂亮的,有草有小路……但是可能在想心事,傻子一样,所以,这个盘子、碗、咖啡杯,水都已经溢出来啦,她还在洗。

健康老人：小男孩打开了饼干柜子,手里抓了一块饼干……窗户外面是后院,微风吹动窗帘,后院景色还不错,里面有一个花园和一条小路。妈妈在水池边上,举起一个大圆盘子,好像在想心事的样子。所以她的孩子进来了,她都不知道呢。水槽里的水都溢出来了她还在那儿发呆。水都漫到她脚下了。

总体来说,患者语料多为非作格小句,且话题转换很快,只描述了图片事件的发生,而不知何种原因导致其发生。这反映了患者认知上的局限性,为了理解故事中的情节,读者不得不自己寻求事件之间的因果关联。小句中只出现过程和媒介,多不出现施事或原因。世界在他们看来是孤立的、神秘的、没有因果关联的、零散的,更是无法控制的。另外,该段落中非作格小句中的参与者多由不定名词短语充当(草、小路)。这说明在患者的思维中,人在外界面前是被动的、无能为力的。人们只能被动接受事件的发生,而不能主动地随自己的意愿有所作为。健康老人的语言则更多地使用作格小句,把自己带进故事的情境中,倾向于充当施事的角色。

为了便于揭示被试者通过及物模式表达的意义领域,我们通过作格模式表达意义领域。例如,"小男孩打开了饼干柜子"属及物小句。对该句做及物分析(表4-6)。

表4-6　及物分析

动作	过程动词	目标
小男孩	打开	饼干柜子

又如,"饼干柜子开了"属于非作格小句。对其作格分析(表4-7)。

表4-7　作格分析

媒介	过程	时态助词
饼干柜子	开	了

Halliday(1994)认为,"做"(doing)和"发生"(happening)是不一样的,前者是由施事发起的,后者是自发的。在及物模式中,核心成分是施事和过程;在作格模式中,核心成分是过程和媒介。及物分析和作格分析分别可以显示被试者使用小句的功能组合情况,明确地揭示各个小句的语义特征。被试者可以从图片上直观地看到柜子门是开着的,但思考一下,是什么导致过程发生的? 过程是自发的还是外因导致的? 正常老人通常能识别并联想到实施者是小男孩,但是患者往往无法找到事物之间的关系,也分辨不出不同人的行为和动作,所以通常被动地接受图片传达的浅层次意义,多采用非作格小句的表达(如"饼干柜子开了")。

4.3.3 小结

Halliday(1994)把文本看成一个语义单位,指出文本的构建就是一个意义的体现过程。本节运用 Halliday 及物性和作格理论对两组被试者的语料进行分析,结果发现及物性分析和作格分析有助于发掘说话人的深层经验意义,尤其是那些频繁出现的凸显的语言结构才对深层经验意义有重要作用。

4.4　概念功能之语法隐喻

Halliday 认为,语法隐喻主要体现为概念元功能和人际元功能。语法隐喻的出发点是意义的表达。他还认为,语言是一个社会意义系统,意义是理论研究的核心问题。人类语言的发展过程依赖于社会的发展,不断发展变化的世界促成语言表达方式的多样化。隐喻式就是意义表达方式的多样化。功能语言学将词汇语法和语义之间的体现关系分为"一致关系"和"非一致关系"。"一致关系"指的是语义和语法范畴之间的最自然关系。与"一致式"表达相对应的是"非一致式"表达,它体现的是语义和语法范畴之间的非自然关系,或称"非一致关系"。两者多为程度的差异,不能截然划分。功能语言学将人类语言中的"非一致式"表达称为语法隐喻式表达。

Halliday 将语法隐喻分为概念隐喻和人际隐喻,并分别从其语法体系中的及物性系统和语气/情态系统角度探讨语法隐喻。概念隐喻来自讲话者所做出的以下选择:

① 过程的选择,即从物质、心理、关系、言语、行为和存在六种过程中挑选其一;

② 选择与该过程有关的功能成分;

③ 选择能体现这些功能的词类。

每一次选择都会导致"一致"和"非一致"的体现形式之分,而非一致的体现形式便是我们所说的概念隐喻。

人际隐喻来自情态系统与语气系统,这将在第 5 章节中详细分析。

Halliday 系统地提出语法隐喻理论,称其是人类认识世界的重要机制,通过语法隐喻,语言的指称功能得到"扩充",针对同一个事件,人们可以采用多种不同结构的语言方式来描述或表达情感,例如概念意义的及物性结构喻化,不仅包括过程的缩合(如名物化,一个过程被喻化为一个实体名词),还包括环境成分的膨胀(如低一级级阶向高一级级阶的级转移)。用包含过程的小句来表达环境成分是很多文人墨客的惯用手法。过程的缩合不仅产生了名物化,还会形成形容词化等。两者不但功能有别,而且表现形态各异,名物化是动词的名词化,在小句中可充当参加者或其他修饰成分。形容词化往往源于动词的转化,一般只有修饰功能,而且后缀多是以现在分词、过去分词或以动词为词根标记的派生形容词。动词化也是一种及物性结构隐喻,它由没有任何过程意义的名词、形容词、副词转化而成,本身两位一体,既蕴含过程,又折射特性。因此在说话者表情达意的过程中,大脑会首先确定小句的过程是动态还是静态,是表达现实世界还是内心世界,是表示动态过程还是表达现实世界的物质过程,然后考虑与这个过程相关的参与者,最后选择最贴近目标语的过程动词和其他成分。

根据认知语言学的建构观,语法隐喻扩充了语言"建构现实"的能力,因此,正确理解和使用概念语法隐喻需要学习者的认知水平达到一定的高度,这也是成人语言的标志,儿童语言尚不成熟,一般不会出现概念语法隐喻。由于语法隐喻违背了人类认知的一般经验,在理解和使用上需要一定的关联、推理等能力,而 AD 患者的认知能力随着年龄的增长而逐渐下降,尤其 AD 隐匿期是使用语法隐喻表情达意的关键时期,这一时期的患者已经不能正确理解跨越常规范畴边界的隐喻式范畴表达,因此在他们的语言中,语法隐喻几乎不会出现。

为了弄清楚语法隐喻的形成机制,我们来看两个例句:

① Few earthly things found favour in his sight (Childe Harold's Pilgrimage II).

② There is few earthly things that he shows favour to when he sees.

两句的及物性分析分别见表 4-8 和表 4-9。

表 4-8　①句的及物性分析

few earthly thing	found favour	in his sight
现象	心理过程	环境

表 4-9　②句的及物性分析

there is	few earthly things that he shows favour to	when he sees
存在过程	物质过程	环境

第①句(这人世间的一切他都不在乎——选自拜伦的《恰尔德·哈罗德游记》)将第②句的物质过程(过程动词 show)喻化成第①句的心理过程(过程动词 found),体现了小句功能结构之间的隐喻化,不同于具体事物之间的比

喻,能扩展意义的维度,是一种语义和语法范畴之间的非自然关系。Halliday把第②句这样贴近现实生活的、体现语义与范畴之间自然关系的句式叫作"一致式"(the congruent form),第①句为"非一致式"或"隐喻式"(the metaphorical form)。由此可见,由 Halliday 功能语法分析可以将小句分解成若干意义载体,以过程为核心,有助于理解小句的言语环境与小句成分之间的相互关系。这也表明了人类认知世界的经验在意义系统中的体现方式是多样化的,语法隐喻有助于人类认知世界,同时也可以重塑经验。另一种语法隐喻的手段是名词化结构,它能扩大语义潜势,使得语言符号系统更加灵活,能产生出有别于"一致式"的意义。语法隐喻在科技语篇等一些正式语体,如科技类文献、法律条文、报刊评论中出现的频率较高。因此,一些认知程度相对较低的人群,包括各种神经受损、言语困难的患者都很难理解这些句子,甚至闹出笑话。

4.5 语法隐喻的解读机制和对隐匿期 AD 患者语言能力的判断

当语法符号原有的意义不足以表达新的范畴或概念时,语法隐喻便可扩展语法意义,丰富语句的表达方式,不断适应认知变化和发展的需求,体现功能学派的"多层次动态意义系统"的思想。从认知的角度来看,语法隐喻是语法符号从源域到目标域的映射过程中被赋予新的语法意义。由此,我们可以认为现代汉语的"词类活用"现象就属于概念语法隐喻。与英语类似,现代汉语任何符合正常词汇语法的规范表达即可视为一致式。其他词类被用作动词化的表达式,就是隐喻式。

4.5.1 名词作动词用

作为人类对客观世界认识与再认识的产物,语法隐喻普遍存在于各种语言中,其语言特征也具有共性,然而语言对经验世界的建构是多元化的,因此语法隐喻体现了丰富的个性化色彩。例如,"雷"字有以下两种用法:

① 打雷啦,下雨啦,大家回家收衣服啦。

② 他说的话真雷人,我被他雷到了!

由第①句可见,汉语中的"雷"通常被看作实体,是一种天气现象,只有在口语或其他非正式文体的隐喻式中偶尔将其作动词使用。第②句中的"雷"就是作动词使用,指受到了惊吓,属于语法隐喻的表达。由于语法隐喻违背了人类认知的一般经验,容易造成理解上的困难。因此,医护人员应有意识地针对语法"隐喻式"和"一致式"这两种语言现象进行对比,锻炼隐匿期患者从具体到抽象的思维和能力。

4.5.2　名词作形容词用

你都读了这么多年书了,怎么还这么<u>小儿科</u>。

这里东西物美价廉,商家很<u>良心</u>。

你啥也不管,很<u>佛系</u>嘛。

哇,你今天穿得特别<u>青春</u>。

这些句子里画线部分名词指称意义已经基本丧失,而具备了更多描写性的附加意义,如"很佛系"这一结构中,"佛系"表达"修行、觉悟"的指称意义基本消失,凸显的是这个人淡定、心境豁达、无欲无求等意思。从深层次来说,形容词离名词这一词类范畴比较近,名词化在非范畴化后最常见的功能就是表达事物的性状语义。以上句子中还有很多修饰词,如"这么、很、特别"等副词,"副词+名词"结构作为潜势资源表达事物性状语义的直接原因就是名词发生了非范畴化过程,这也是出于实际交流的需要;根本原因是概念意义产生的新变化呼吁新的词汇语法手段来达到体现语义的目的。意义决定形式,新的概念和感受催生出新的表达法(王文锋,2019)。因此,这些结构中的名词兼具形容词的性状,能表达某种性状或动作行为,理解这些句子的意思需要"关联",即提取该名词的性状语义,借助该名词来了解它隐含的意义。因此为了锻炼患者的语义功能,在平时的交流中,我们可以刻意通过旧的形式产生出新的意义和功能来满足新的语义要求,促进患者贫乏的语言发展。

4.5.3　形容词作动词用

哇,三天不见,你又<u>胖</u>了一圈。

你别这样跟我<u>粗</u>着脖子吼行不行?

下午的屋子<u>热闹</u>了起来。

他的病正在<u>坏</u>下去。

以上例子中,"粗"在现代汉语范畴中本为形容词,常规用法是用于形容一个人的外貌体态状况。在该例中的常规表达应该是"脖子很粗"(一致式),但这句话中"粗"却是动词,赋予了句子新的语义,不仅描绘了他生气时的脖子特征,而且形象生动地展现了吵架这一过程的丑陋样貌。这就是隐喻的用法。

4.5.4　名词化结构

在英语中,语法隐喻还有一种重要的现象——名词化结构,可以使意义重新构建。

第一,名词化结构增加了词汇信息的密度,语义被"打包"。隐喻式往往在一个小句中装入大量压缩的词项,语义密度比一致式大。

① I hereby instruct you that if you expose the chair for long it will rapidly deteriorate.

② Prolonged exposure will result in rapid deterioration of the item.

第①句中的"expose the chair for long"被打包成名词化结构"prolonged exposure",在第②句中充当语用预设,使一个过程变成一个既定事实,"rapidly deteriorate"的语法语义域被映射到参与者"rapid deterioration"的语法语义域,使动词"deteriorate"向实体名词"deterioration"转换。因此第②句属语法隐喻,产生的名词化结构"prolonged exposure"充当话题的起始点或信息的载体,具有其他词类不可比拟的凝练、过滤的功能。比较两个小句,第①句的语气平淡得多,第②句具有权威性、客观性,原因在于"prolonged exposure"和"rapid deterioration"掩饰了施动者。当第②句用于休闲椅的使用说明书时,显现出生产商对客户的告诫:"长期暴露"这个行为会导致"变质"这个结果,有劝告的口吻,信息量充沛饱满,站在科学立场上,不含个人情感因素,具有公正性、客观性。

这样,原来由小句所体现的语义信息被压缩到名词化结构"prolonged exposure""rapid deterioration"中。因此,正常人遇到含有语法隐喻的语句,需要经过一系列的解压过程后才能正确理解句意,这对 AD 患者的认知能力带来了困难和挑战。既然语法隐喻是表达意义的手段,那么在患者发病的早期,就应该积极使用语法隐喻来丰富自己的语言表达方式,有意识地对自己产出的语言进行监控。

③ He is arrested because he has accepted mans bribes.

④ His acceptance of bribes led to his arrest.

第③句使用了两个动词"arrested""accepted",语句显得拖沓臃肿,认知能力较低的人大多会采用这种表达方式。第④句使用了语法隐喻,过程动词"arrested"和"accepted"隐喻成实体"arrest""acceptance",用来表达逻辑语义关系的衔接词"because"则换作动词"led to",这样一来,语言变得紧凑凝练,富有逻辑性。由此可见,概念语法隐喻的使用和理解依赖于学习者的认知,需要较高的抽象思维能力。

第二,语言是多层次的意义系统。同一客体,认知方式不同,看待问题的视角不同,就会产生多种意义与形式的原型匹配,这种"隐喻式"的表述方式打破了语言表述反映真实世界或现实事物的关联性,脱离了认知相似性原则。作为人类对客观世界认识与再认识的产物,语法隐喻普遍存在于各种语言中,其语言特征也具有共性,然而语言对经验世界的建构是多元化的,因此语法隐喻体现了丰富的个性化色彩。例如,"雷"的概念在跨语言中意义的对比如下:

⑤ After the lightning came the thunder (n.). It thundered (vi.) several times, but no rain fell.

⑥ 打雷啦,下雨啦,回家收衣服啦。

⑦ 他说的话真雷人。

由第⑤句可见,英语中存在对 thunder 的两种概念(名词/动词)。汉语中的"雷"通常被看作实体,只有在口语或其他非正式文体的隐喻式中偶尔将其作动词使用。由此可见,语法隐喻在跨语言中既有共性的规律,又有个性的体现。由于语法隐喻违背了人类认知的一般经验,容易造成理解上的困难。因此,在患者早期的语言矫治中,应积极引导患者针对语法"隐喻式"和"一致式"这两种语言现象进行有意识的对比,加强锻炼从具体至抽象的思维方式、从"一致式"到"隐喻式"的语言表达能力,从而有效延缓认知能力的下降。

第三,语法隐喻脱离了认知的基本层次范畴。根据认知范畴的典型性理论,人们的思维大部分是在基本层次上进行的,在言语使用上,基本层次范畴常常用简单、形象的常用词表达,表述上大多属于"一致式",也成为基本的语言结构原型,但它们可以不断地扩充、延伸。人们都习惯于使用熟悉的事件来帮助理解不熟悉的事件,并用有限的传统句式来适应不断变化的事件情景,这正是语法隐喻产生和发展的基础,而语法隐喻式用语往往是"非范畴化"的,是通过类比、映射等思维扩展了的语言系统。

⑧ We trapped a bear in the forest. (一致式)

⑨ Bear-trapping used to be a popular sport. (隐喻式)

第⑧句中的"trap a bear"这样的大型狩猎活动在欧美中世纪较为盛行,容易为人们所感知和理解,动词"trap"的功能是用于陈述,属于基本行为范畴。根据"关联标记模式"说明动词的基本语用功能是述谓。第⑨句使用语法隐喻"bear-trapping",这个名词化结构中的"trap"由陈述功能转变为指称功能,已经失去了动词"trap"原本的基本语法功能和语法特征而带有一些名词性的特征,这种动词非范畴化的结果不是人们通常使用的表达法,属于非原型用法。因此,理解和掌握这类语法隐喻能促进人们的范畴化能力、语言交际能

力和认知思维能力的发展。

　　综上所述,语法系统将意义匹配到形式时可以用很多种不同的表述方式,这也体现出语言丰富多彩的魅力。语法隐喻的表达式中涉及概念的抽象化和非范畴化,这时影响语义理解的因素发生了巨大的变化,需要听者具备与语篇内容相适应的思维表达方式——语法隐喻思维方式。在 AD 隐匿期或早期,医护人员应该积极主动引导患者对"隐喻式"和"一致式"这两种语言现象进行有意识的关注和监控,提升患者的隐喻思维能力,发展"意义潜势",保持语言产出的创造性和同义选择能力。Halliday 的语法隐喻理论为我们揭示了隐喻的认知价值,为复杂的语言现象提供了一个全新的解读视角。

阿尔茨海默病患者话语的
人际功能探析

第 **5** 章

5.1　人际功能文献研究的分析

　　语言除了认知、建构现实世界或内心世界的功能外,还具有表达身份、态度、动机、对事物推理、判断、评价的功能,这就是人际功能(胡壮麟,2005)。从整体上来说,中轻度 AD 患者在表征人际意义方面存在较多的问题。人际功能强调的是"参与功能",即说话者作为参与者的"意义潜势"。研究表明,AD 患者往往不能有效参与到某一特定的情景语境中,在表达自身对事物的判断和态度时往往会出现认知偏差,甚至闹出笑话。我国学者赵俊海(2012)认为,大部分的中轻度 AD 患者能够根据设定好的话轮完成给予信息、寻求信息的语言任务,而且在交际进行中话轮的转换也不存在问题。但在交际角色关系、判断他人立场和态度、对自身话语的归向性方面不是很明确。罗茜(2015)对门诊医患之间的会话人际意义做了跟踪调查,指出患者倾向于使用中、低值的肯定情态助动词,说明患者在表达个人立场和态度方面缺乏自信,交际策略多以回避为主、协商为辅。这对我们的研究提供了参考价值,由此看来,对中轻度 AD 患者的话语进行人际功能分析(包括语气、情态和评价)是极具意义的,有助于较早揭示患者的心理活动与话语的关系,也有助于医护人员在临床实践中遵循患者的这种意义潜势,尽可能多地采用患者易于理解和接受的词汇和表达方式,从而顺利完成与患者的沟通,帮助患者接受治疗。

Halliday(1972)认为,实现人际功能就是为社会群体找到各自的角色归属,并为个体建构起他们的社会身份和人格。我国学者赵俊海(2012)的一项研究表明,采用系统功能语言学对言语失调患者的话语进行分析,可以对患者语言资源的缺失做出全方位分析,因为"它是一种综合性模式,而非缺失性模式,充分解释了说话者所拥有的意义潜势"。但是,基于系统功能语言学的分析框架本身,诸多研究表明对医患人员的语料做基于人际意义的分析是一项艰巨的工程,操作烦琐,需要耗费大量的精力和时间;人际元功能涉及对语气、情态、语调这几个语义系统的识解,并没有统一的特征或标准,只能采用人工逐字识别、肉眼挖掘的方法来筛选语料,无法利用工具软件对语料进行自动标记,人工标记难以避免"研究者偏见"(罗茜,2018;旷战,2017)。此外,由于"对评价理论中各类评价语言的分类可能存在不同的理解,研究人员在做话语的评价资源分析时将不可避免地存在主观性和随意性问题……且过度关注词汇语义资源会显得较为零散,难以操作,不适宜做分析性的统计研究,只适宜做描述性的定性研究(赵俊海,2012)。最后,汉语与印欧语系之间存在较大的差别,例如汉语没有英语动词的限定成分,不存在通过主语与限定成分的配列或出现与不出现来表达语气的情况,汉语的语气不以主语的有效性为特点,而以谓语动词、谓语动词的归一性、命题对他们的评价的中介程度有效性为特点(胡壮麟,2005),因此,英汉两种语言在表达各种语气时的手段也各不相同,对人际意义的识解还需要结合语篇中的主位理论和信息理论进行解释。所以,本节对中轻度 AD 患者和健康老年人语料所做的人际意义的分析仅仅是一种尝试,希望起到抛砖引玉的作用。

5.2　功能语法之人际意义

功能语言学元功能理论强调人类的语言活动同时执行三种功能,它们通过不同的词汇、语法资源的配置来实现。概念功能是参与者和环境成分的配置,人际功能是语气和情态的配置,语篇功能是主位和信息结构的配置。Tompson(1996)认为,语言是用来交换意义的,交际在本质上是双向的。人与人之间的交际是有目的性的,有时是为了理解意义,有时是为了影响他人,实现目的性的交际活动必须通过一定的语法手段来实现。语言除了表达现实世界和内心世界的经历以外,还可以运用语言参与社会活动,表达说话者的社会地位、态度、动机,以及对某事的判断和评价,并试图影响他人的态度和行为,即说话者作为参与者的"意义潜势",这一功能就是人际功能。

5.2.1 人际功能的用途

Halliday 系统功能语法中,人际功能是通过语气系统和情态系统来体现的。在英语语法层面,一般认为人际功能的交流角色由语气(mood)系统来体现,社会角色主要由情态(modality)系统来体现(社会角色包括交流者之间的地位、疏密权势关系等)。语篇语义层面的人际意义主要由评价(appraisal)系统来体现(图 5-1)(杨才英,2009)。由此可见,人际意义实现的方式多种多样,资源形式有小句层面的,也有语篇层面的(罗茜,2015)。

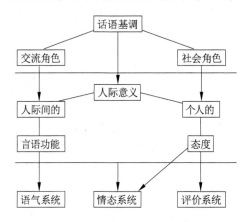

图 5-1 系统功能语言学人际意义系统示意

Lemke J L(1992)认为,语言的人际意义在于人们能够运用语言这个人类特有的符号系统构建、维持或改变人与人之间的关系,从而构建一个新的语言现实。紧接着,Matthiessen C(1992)指出,人际功能的体现形式与音韵结构有关,判断人际功能仅依靠重音突出是不够的,还要深入分析全句子的音高曲线变化。此后,Martin 等(2003)发展了新词汇语法框架,认为人际意义由评价、协商和参与共同实现,关注协商的各种态度、情感强度等,拓展了人际意义的模型。Hasan 和 Halliday(1976)一起构建了一种基于语法的语义网络,拓展了"语义变体"的概念,论述了语境关系和语义系统的对应关系,在话语范围、话语基调和话语方式上相互结合使其发挥相互制约的作用。

汉语与英语一样,也具有表达人际意义的语法结构,我国学者将系统功能语言学人际意义的相关理论应用于批评语篇分析、文学、翻译学、二语习得等领域,形成学术氛围浓厚的研究环境。北京大学的胡壮麟先生是最早将系统功能语言学引入中国的学者之一,《系统功能语法概论》(胡壮麟,朱永生,张德禄等,1989)开创了汉语人际功能研究的先河,对如何将系统功能语言学的理论应用于教学、语篇分析、汉语系统的建构、多模态语言学、符号学等方面做了详细的论述。《语言学简明教程》(胡壮麟,李战子,2004)涵盖语言学及其主要分支的核心内容,包括语音学、音位学、形态学、词汇学、句法学、语义学、语用学、社会语言学和认知语言学等内容,并从系统功能语言学角度运用人际功能理论分析语料,论述词和语篇分析章节,让人们有了新的认识,从传统的及物性、情态、主位/述位、衔接等拓展至语域、语类、评价和意识形态等新的领域。《系统功能语言学多维思考》(朱永生,严世清,2005)将系统功能语言学置于语言学经典理论和当代语言学主要流派的总体框架之中全面审视,从语气系统和情态系统对人际意义进行详尽分析,还基于系统功能语言学与其他学科的联系阐述了多学科(社会学、文学、语言学等)交叉互补的作用。在系统功能语言学人际理论研究中,取得较多成果的还有学者辛斌等人,他们从语气、情态、批评等方面分别阐释了功能语言学的人际意义。

5.2.2 人际意义及其实现途径

人们可以通过语言的人际功能来表达人际意义,建立和保持社会角色关系,进而形成一定的社会结构。Halliday(1985a,1994)认为,人际意义主要由语气系统、情态系统和语调系统体现。

语气系统主要用以体现发话者和受话者间的交流关系。尽管语言的角色多样,但其基本任务就是给予和索求,交流物也可分为物品、服务和信息这三类。基本言语功能有4种:提供、命令、陈述和提问。当对于陈述或提问做出反应的时候,可以执行也可以拒绝,还可以在句末添加附加成分来实现一定的效果。例如:

—He's worked here since 2005, hasn't he?

—Oh, has he?

—Yes, he has. / No, he hasn't.

上述4个小句中都有一部分特殊的语法成分在这段简单的交流中反复出现,而开头的 He's worked here since 2005 被省略了。这反复出现的部分就是语气。语气包括两个部分:一是由任何具有名词性特征的词、名词性词组或小句充当的主语;二是由动词词组构成的,用来表达时态、情态的限定成分。如"he has"中"he"是主语;"has"是限定成分。主语与限定成分紧密联系在一起,组成语气成分。在小句中,语气成分具有明确的功能,承担小句作为交流事件的功能,其出现的次序也有十分重要的意义。如表5-1所示,在直陈式中,主语(he)在先,限定成分(has)在后,体现陈述语气;限定成分(has)先于主语(he)出现,则体现疑问语气;表示特殊疑问语气时,如特指成分作主语,主语位于限定成分之前;如其他成分作主语,则主语位于限定成分之后(胡壮麟等,2005)。

表5-1　语气结构示意

陈述语气	He	has	worked here since 2005.
	主语	限定成分	剩余部分
是非疑问语气	Has	he	worked here since 2005?
	限定成分	主语	剩余部分
祈使语气	(Do)	take care!	—
	限定成分	剩余部分	—

英语的语气包括限定成分和主语。在小句中,限定成分的功能是限定命题,联系命题与语境。在英语中能够充当限定成分的动词见表5-2。

表5-2　英语中作限定成分的动词

时间助动词			
	过去	现在	将来
肯定	did, was, had, used to	does, is, have	will, shall, would, should
否定	didn't, wasn't, hadn't, used to	doesn't, isn't, haven't	won't, shan't, wouldn't, shouldn't
情态助动词			
	低	中	高
肯定	can, may, could, might	will, would, should, be to	must, ought to, need, has/had to
否定	needn't, doesn't,didn't, need to, have to	won't, wouldn't, shouldn't, isn't/wasn't to	mustn't,oughtn't to, can't, couldn't mayn't, mightn't, hasn't/hadn't to

注:胡壮麟,朱永生,张德禄,等.补充功能语法概论[M].湖南教育出版社,1989:119

如上所述,英语语气中限定成分的作用是限定命题,限定成分的功能就是对一轮命题提供参考点,语气成分有明确的语义功能,能使小句成为一个交际行为。对比英汉两种不同的语言,汉语和英语在时、体上均有明显的区别。汉语是时、体凸显的语言,动词无曲折变化,虽然也有"现在、过去、将来"这样的概念,但往往通过动词与时体助词(了、着、过等)结合一定的语境表达出来,没有具体的时态形式。如果要表示事件活动中某一事态活动阶段,可以用强共现动词与时体助词"了、着"等连用,如"我读了三本书。""我正读着书呢。"因此,汉语具有复杂的语法,也同样具有丰富的人际意义。

自《马氏文通》(马建忠,1898)用"mood"来解释汉语的助词功能之后,"语气"就被作为独立的语法范畴引入现代汉语体系,后人还丰富发展了语气系统的相关理论。Halliday(2000)于20世纪40年代师从王力先生,重视将语言的形式与功能相结合,认为语言意义的基本组成部分就是功能的组成部分。在汉语语气研究上,王力(1985)指出,凡语言对于各种情绪的表示方式都叫作语气,表示语气的虚词叫作语气词。此后,Halliday不断完善语气系统的研究,认为语境和说话者存在重要关联,并把语气涉及的心理意义提升到人际层面。诸多中国学者借鉴Halliday的系统功能理论研究汉语语法。文献表明,借助系统功能语言学的研究理论对汉语的人际意义进行分析是完全适用的(吕叔湘,1982;廖秋忠,1989;胡壮麟,朱永生,张德禄等,2005;等)。本章尝试运用人际功能理论对母语为汉语的中轻度AD患者的语料进行分析,做出基于语气、情态和评价意义的研究,考查被试者在处理人际关系、待人接物和表达个人情感态度方面的语言表现,深入理解被试者通过语言传递出的信息,以便更加全面地评价患者的语言资源受损状况。

5.3　AD患者话语的语气系统

人际功能不仅可以通过语气系统和情态系统来体现,还可以借助称呼语、人称代词以及可以表达说话人态度的动词、名词、形容词和副词等具体词汇来体现(朱永生,严世清,2001)。在语气系统层面,我们从Aphasia Bank中抽取部分相对完整的语料进行基于语气系统和情态系统的分析,主要对AD患者话语中构成语气系统的主语、限定成分以及小句的剩余部分进行分析,以此探寻患者对语气选择的一般特征。从构成的成分来看,主语一般由任何具有名词性特征的词、名词性词组或者小句构成,限定成分一般由动词词组构成,小句的剩余部分由谓语(动词)、补语(名词词组)和附加语(副词词组或介词短语)构成,每个小句都包含一个谓语、一两个补语和多个附加语。主语是命题中的核心成分,是肯定或否定一个命题的基点,对命题的有效性负责(胡壮麟,朱永生,张德禄等,2005),如在"The boy has taken away the cookie, hasn't he? "这句话中,可以看出"the boy"是对作为一个交际行为的小句功能负责的成分。这一点在提议句(表示交流物品和服务的小句)中更容易理解。

"Stop eating those cookies you guys."这个命令句中,命令的服从与否取决于主语"you"的意志。在选择小句的哪个成分作主语时,有两个因素起作用,一是主语一般也同时作主位(这时的主位是无标记主位),如果讲话者在无对比意义的情况下使"the boy"作主位,他就会同时选择"the boy"作主语。此时,"The boy is taking a piece of biscuit from the jar."中的"the boy"就兼具了两个功能,即命题中的主语和信息中的主位。二是选择哪一个成分作主语还有自己的意义,说话人不但使"the boy"成为信息的起点,同时还使其成为议论的基点。假如把两个功能分配到不同的成分上,可以看得更清楚,如"That cookie the boy is giving to his mother, isn't he?""No, he isn't. He ate it quickly."这一句中的"that cookie"是主位,"the boy"是主语,是对陈述的有效性负责的成分。所以在附加疑问句中,主语只能是"he",而不能是"she"或"it"。但是在句子"That cookie the mother was given by the boy, wasn't she?""No, she wasn't. She got it from the jar."中,"that cookie"仍然是主位,主语则成为"the mother"。同时,说话人还可以改变两者的功能,使"the mother"作主位,"that cookie"作主语。如"To your mother that cookie came as a gift from the boy, didn't it?""No, it didn't. It was a stolen one by his neighbor."由此可见,语气成分具有明确的语义功能,使小句成为一个交际行为。对小句的主语及限定成分进行功能分析可以有效地揭示小句的人际意义。小句的主语承担语气责任的成分,能明确地表达陈述、命令、建议等意义,起到人际交流的功能。

本书在对英语和汉语患者的口语语料进行分析时,先对语气系统的主语、限定成分及小句剩余成分的补语作了标记,主要观察患者所选择的主语和补语的词汇构成。选择对主语进行考查是因为英语中的主语具有清晰的本体,它是一个名词性成分,在小句中很容易被辨认;主语和限定成分一起构成语气,可以在陈述句中作无标记主位,在疑问句中与限定成分转换位置;它是对小句中谓语成分中有效性负责的成分(陈述、提问、命令等),在语气结构中有特定的功能,承载小句作为交流事件的功能(胡壮麟,朱永生,张德禄等,2005)。收集到的 AD 患者和健康老人的语料中,虽然有一些零碎的、不完整的语句(患者组高于健康组),但在对语气系统进行分析的时候,仅为完整的句子作标记。在主位的标记性方面,无论是 AD 患者还是健康老人,使用无标记主位的频率都较高,就是主语和主位重合的现象,这说明说话人选择主语时均倾向于选择对交际事件负责的成分,再考查剩余部分中的补语,患者和健康老人的语料存在一定的区别,患者使用频率较高的名词性词组有"boy"

"girl""mother""chair""water""cookie""cookie jar""he""she""they""thing"
"it"等,还有表示宾格的"them""him""her"等,这些名词作补语使用,属于交
际事件的参与对象,从患者选择的这些名词来看,很多都带有模糊性、不确定
性,如"it""thing"出现的频率较高,这也说明 AD 患者选择的词携带较少的语
义负荷,话语缺少明确的指向性。健康老人选择的主语和补语中较少出现
"thing"作主语的情况,"that"指示词作主语的情况也几乎没有,这说明健康老
人对话语命题和信息的认知更明确,所选择的词汇携带更多的语义负荷,对
自己描述的内容中的人物角色关系有清晰的认识,承载的人际意义形式也更
丰富。对 AD 患者和健康老人话语中主语和补语的构成情况进行统计,
见表5-3。

表5-3　AD 患者和健康老人语气成分中的主语和补语

被试者	主语	补语
AD 患者	boy(16.63),girl(14.51),chair(7.72), water(11.01),she(9.13),mother (10.33),cookie(9.02),he(8.74),they (6.21),it(4.13),that(3.72)	cookie jar(13.14),sink(13.71),chair (11.87),stool(10.61),water(17.21), window(4.74),dishes(2.91)
健康老人	boy(17.32),girl(15.90),chair(7.42), cookie(10.76),he(8.73),she(6.11), mother(11.47),water(11.61),they (5.90),it(2.01)	cookie jar(18.71),sink(13.03),chair (10.82),stool(8.73),water(11.27), window(3.70),dishes(3.03)

由此可见,AD 患者组和健康老人的话语构成中,选择主语和补语的词汇
成分上大多以具体的名词性词汇为主,存在一些重合之处,这表明患者在单
图描述任务中图片情景的认知和理解上基本不存在困难。不同之处是,患者
组使用频率最高的是"boy""girl",健康老人使用频率最高的是"cookie jar"
"water",由此可见,患者和健康老人对命题信息的整体评价视角不同。患者
的语料中存在主语构成词汇模糊的现象,如用"thing"来指代名词,用"that"作
主语等。先前研究发现,当 AD 患者无法使用目标名词时,更倾向于使用
"thing"来代替,无法准确说出具体名词来评价某个对象时,往往使用指示词
"that",这不仅反映了患者取词困难,还反映出患者对图片描述的情景认知态
度和角度的不确定性。

Patient:…the boy is standing on his right foot, his left leg is bent at the
knee, and so he has both feet on the stool but it isn't gonna be for long, the stool

is falling down, and little girl is telling him what ails him but she can hardly keep form laughing at the same time here she's standing there on both feet, planted solidly on the ground, on the floor, and she's got her finger up to her mouth, she's trying to keep from laughing at him. ①

利用 TagAnt 工具对该语料标注如下：

the_DT boy_NN is_VBZ standing_VVG on_IN his_PP $ right_JJ foot_NN , _,his_PP $ left_JJ leg_NN is_VBZ bent_VVN at_IN the_DT knee_NN ,_, and_ CC so_RB he_PP has_VHZ both_DT feet_NNS on_IN the_DT stool_NN but_CC it _PP isn't_VVD gonna_VVG be_VB for_IN long_RB ,_, the_DT stool_NN is_ VBZ falling_VVG down_RP ,_, and_CC little_JJ girl_NN is_VBZ telling_VVG him_PP what_WP ails_VVZ him_PP but_CC she_PP can_MD hardly_RB keep_ VV form_NN laughing_VVG at_IN the_DT same_JJ time_NN here_IN she's_NNS standing_VVG there_RB on_IN both_DT feet_NNS ,_, planted_VVN solidly_RB on_IN the_DT ground_NN ,_, on_IN the_DT floor_NN ,_, and_CC she's_NNS got_VVD her_PP $ finger_NN up_RP to_TO her_PP $ mouth_NN,_, she's_NNS trying_VVG to_TO keep_VV from_IN laughing_VVG at_IN him_PP . _SENT

在筛选出的这段语料中，患者对语气系统中主语的表征使用的名词词组以人称代词为主，语料中的主语有"the boy""he""she""little girl"；大多采用陈述句，缺少惊讶、感叹之类的语气；语言资源匮乏，缺乏足够的变化，以及对特定语用、情景乃至交际关系等判断和表述均不明确。另外，这则语料还有一个显著特征，就是患者对图片的描述存在迂回现象，对图片内容的描述不够具体和连贯，尽管这名患者力求提供尽可能多的信息，但重复的信息较多。

5.3.1　汉语中的语气系统

在学者王力和 Halliday 的研究之后，不少中国学者借鉴系统功能理论研究汉语语法，如 20 世纪 80 年代"情态"（modality）这一概念被引入汉语语法分析（廖秋忠，1989）。贺阳（1992）等又将情态的内涵融入对语气的诠释中，这使得汉语语气的研究在内涵和关系上与情态也建立了关联。这种关联直接影响到汉语语气系统概念的分析、界定、分类和解释。其后又有大批学者，如胡壮麟、朱永生等对 Halliday 的系统功能语法进行了进一步的解释和运用，不仅为汉语研究提供了理论借鉴和支持，也推动了英语系统功能语法和汉语

---

① 语料选自 Aphasia Bank.

语法研究的共同进步。系统功能语法的语气系统对汉语语气的研究有很大的借鉴意义。

语气系统是体现人际意义的最主要方式,对语气系统的分析以小句为单位,将小句分为主语、限定成分和剩余部分。主语是承担语气责任的成分,激发讲话者与听话者的交流。限定成分承担对交流命题的参考点,将交流命题与实际语境联系起来。主语、限定成分、剩余部分在句子中的位置,会影响句子的语气,从而传递出陈述语气、疑问语气、感叹语气或祈使语气。

广义上的语气包括语意和语势,狭义上的语气为概念相同的语句因使用的目的不同而生出的分别(吕叔湘,1945)。汉语中的语气从一般意义上理解指说话的口气,从语法角度来看与英语一样也有表陈述、疑问、祈使、感叹句式。汉语学者依据音高或基频的作用层面与功能类型,认为汉藏语是典型的声调语言,印欧语是典型的语调语言,各种类型的语言也用语调参与语气表达(赵元任,王力,2005)。语气需要一定的表达方式传递出不同的感情色彩,如语调、标点符号、语气助词、叹词、语气副词、句法格式等复杂的句式表达(表5-4)。

表5-4　语调与语气的功能关系示意

语气	句型	语调
陈述	今天天气晴朗。	平调
祈使	但愿今天是个晴天。	平降调
疑问	今天天气好吗?	升调
感叹	多么晴朗的天气啊!	重降调

由此可见,在语调与语气的功能关系方面,语调和语气词是互为补偿的,如表5-4中的"今天天气好吗?"(升调 + 吗)。

再看一个稍微复杂的句子:"爸妈也是为你前途着想,你就从了吧。"根据徐晶凝(2008)"语气结构模式"来看,该句语气结构是"降调 + 吧",前面表示祈使,后面表示下位的高委婉口气,合起来表示"祈使语气 + 高委婉口气"。

语气助词是语气在汉语词汇中的体现,可以用来表达各种语气(吕叔湘,1945)。陈述句和祈使句的句尾一般不需要语气助词,疑问句(还可以进一步细分为疑问、反问、设问)句末往往带有"吗、吧、呢"等语气助词,感叹句多用"呀、啊"。人们还可以根据要表达的情感、态度、意向等来选择不同程度的语气副词,来表达深层次的人际意义。例如,疑问语气可以用"莫非、难道",表示猜测可以用"想必、或许、肯定"等虚词来充当语气副词(表5-5)。

表5-5　不同程度语气副词使用示意

语气	例句
猜测	他肯定回来了。
疑惑	他竟然回来了。
肯定	他终于回来了。
重说	他果然回来了。

语气系统是一个多层次的整体,也是一个相对封闭的功能系统,人们在交际中说的每句话,都蕴含着一定的语气,或揭示人物关系,或传递特殊情感,全面反映出功能语言学人际意义的多层次性。本书对患者自由会话口语语料进行了分类、筛选和统计,总结出采访者和AD患者在对话过程中语气选择分布的一般特征(表5-6),并采用柱状图进行对比呈现(图5-2)。

表5-6　交谈双方语气选择分布特征统计　　　　　　　　　　句

语气类型	采访者	AD 患者
陈述	21	191
疑问	217	34
祈使	26	0
感叹	9	8

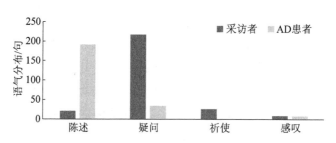

图5-2　交谈双方语气选择分布柱状图

由表5-6可以清楚看到采访者和患者交流的过程中各自的语气特征。研究人员在互动谈话中为了获取信息、确认信息多采用疑问和祈使语气,所以这两类小句出现的频率较高。进一步观察,研究者需要通过疑问语气选择会话的主题,推进会话进程,所以疑问语气出现频率高,感叹语气出现频率最低。而患者在谈话中多处于被动应答的地位,大多使用陈述语气和疑问语气,感叹语气和祈使语气出现的频率很低。学者李战子(2002)认为,基本的语气系统包括陈述语气、疑问语气和祈使语气。下面对 AD 患者语料的语气系统的陈述语气、祈使语气和疑问语气进行深入探究。

5.3.1.1 陈述语气

陈述语气旨在提供信息给对方,具体可以分为表动态和表静态两类。表动态以叙事为主,表静态以说明为主,着重对事物的判断、解释和推理。陈述语气由陈述句来表达,又可分为肯定陈述句和否定陈述句。陈述句句末语气词是表达感情和情绪的重要手段,常见的句末语气词有"了、啊、呀、嘛、呢"等。采访中语料使用情况见表5-7。

表5-7　AD 患者语气词使用情况

类型	句末语气词	出现次数(占比)
无标记		473(65.60%)
有标记		248(34.40%)
	了	203
	啊	21
	呢	13
	吧	3
	噢、撒、哟、噫	8

由此可见,患者在使用陈述句的时候,倾向于选择无标记陈述句,比例高达65.60%。观察有标记陈述句的语气助词使用情况,句末语气词"了"的使用频率远高于其他句末语气词。"了"在现代汉语中主要含有时间意义,类似英语中表示时态的语法范畴,这个语气词通常不用来表达个人主观情绪。从语料中可以看出,患者高频率地选择无标记陈述句不仅仅代表他们客观地对事物进行陈述,也可能是患者在会话过程中无法释放自身情绪的一种体现。对于 AD 患者来说,由于取词困难、工作记忆力和思维能力下降造成言语障碍,一般很少有机会或场合来表达自己的个人情绪和体验,甚至有的患者还会出现性格淡漠、逃避交流的情况,日常生活中面对的大多是诊疗医生、家属或护理人员,患者身处会话中地位较低的一方,较少主动开启新的话题,更少

有机会表达自身的情感,甚至还存在话轮沉默的现象。

以下是两组真实的会话语料:

语料 1

采访者:你吃过午饭了没有?

AD 患者:吃过了。

采访者:吃的是什么菜啊? 还记得吧?

AD 患者:记得。

采访者:说说看呢,有哪些?

AD 患者:有饭,嗯,不知道。

采访者:再仔细想想。

AD 患者:嗯,饭,还有菜。

采访者:有什么菜啊? 哪几样?

AD 患者:就是,那个,就是菜嘛。

采访者:一点都想不起来啦?

AD 患者:嗯(沉默)。

采访者:那你有没有喝汤啊?

AD 患者:嗯(沉默)。

采访者:我再问你,你现在感觉肚子饿不饿?

AD 患者:嗯,好像,有点饿。

采访者:那你到底吃过饭没有?

AD 患者:那,没有吃吗? 我记不得了。

语料 2

采访者:张老,在忙什么呢?

AD 患者:啊,玩玩,玩玩嘛。(其实是在反复叠报纸)

采访者:你最近身体还好的吧?

AD 患者:我腿不好哎,老是疼,一下雨就疼,唉,饭也吃不下。

采访者:您老家是本地的吗?

AD 患者:嗯嗯,我一直住这里,哎,我住了 61 年了。

采访者:您以前是做什么工作的呢?

AD 患者:我是粮食站的,运大米,那个,每天天不亮就起来运了,开大货车。

采访者:您今年高寿啊?

AD 患者:啥？你说啥？

采访者:大爷,您几岁啦?

AD 患者:8 岁。(周围人都笑起来)

采访者:8 岁都工作这么多年啦,不简单啊。

AD 患者:啊,对,工作,工作,开货车,累得睡不好觉,心里闷,感觉可难受了。

采访者:感觉闷可能因为最近天热吧,是吧?

AD 患者:唔……(沉默)

以上这两段语料是研究人员对患者进行的痴呆量表测试内容,旨在考查患者的记忆力是否受损。语料中,采访人员要求患者回忆最近一次吃饭的内容,患者的无标记陈述句使用频数较高,大多是在一定的引导下,回答采访者提出的问题,且没有展开阐述。患者倾向于使用无标记陈述句,由于语言资源受损,他们回答的语句通常比较简短,只有极少数患者主动进一步阐述或展开自己的话题,较少患者会表达自己的个人情绪。观察患者输出的话语,在问及近期的情况时,患者回忆不起来吃过什么,表明患者近期记忆能力受损、取词困难。"不知道、不记得了"这样简短的陈述语也表明患者语言的丰富性、完整性、具体性受到损坏。此外,在对话中,患者几次出现"话轮沉默"的现象。对于健康人来说,沉默是人们在言语交际中以时间控制来传递信息的一种手段,是人类运用超语言力量的一种高级策略的转换方式(彭艳虹,2007)。结合心理学、社会学来分析,沉默也是话语构建的一种方式,从会话中的话轮转换、沉默等特征可以推断出说话者的身份、地位、思想、人际关系等。结合语境,可以看出患者在会话中出现沉默主要是由于记忆力受损,无法回忆发生过的事情,以及认知能力下降,对交际话语不理解而造成的。还有少量语料表明,患者由于"疑虑、不满"等情绪,也会出现沉默的现象。上面两段语料是模拟自由闲谈。患者有机会表达自己的个人情绪和情感时,常常会因为听力下降倾向于使用无标记陈述句以重复陈述对方的话语来确认信息,或者使用有标记陈述句表达个人的情感。

可以看出,为了拉近与患者的距离,营造一种轻松友好的交谈氛围,采访者在会话句末多用语气词"嘛、呢、哈、吧、啊"等,使用"呢"可以肯定事件的状态,"吗"表示是非问语气,也可以表示委婉的口气,祈使句中"吗"多变为"嘛","吧"表示确认或委婉口气,"啊、哦、哎……"表示惊讶、感叹的语气。总之,采访者使用的语气助词具有丰富的感情色彩,以拉近说话者之间的距离,增加亲近感。患者的回答中有因思考而拖延回答的"啊(升调)、呃"等句首语气助词,起到延续话轮的作用,传递的人际意义是试图积极地参与对话。患者的回答中还有不少陈述句带有语气词"了","了"具有时间意味,表述某件事已经开始或结束,患者用它描述自己目前正在做或已经完成的事情,如"住了61年了""天不亮就起来运了",同时也表达患者的个人情绪,对自己病症的无可奈何,如"感觉可难受了"表达内心的低落,希望引起对方的关注。患者的回答中还有很多句末语气词,这是表达感情的重要手段之一,它可以传达各种情绪,同时具有强调作用。

以上两段语料中,患者较少使用完整的主语,唯一使用的主语是第一人称"我",其次还用到了指示词"那个",先前研究也发现 AD 患者无法使用目标名词时,更倾向于频繁使用"这个、那个"等指示代词,证实了患者理解语句缓慢,词汇提取困难的普遍现象。总之,患者对语气系统中主语的表征使用的名词词组非常单调,以人称代词为主,缺乏语言修辞手段的变化。另外,患者的回答有时会偏离问题,有时答非所问,也不够具体和全面,尽管患者想尽可能多地提供信息给我们,但是重复的语句和内容较多,有效信息量偏少。

5.3.1.2　祈使语气

祈使句的功能主要是要求听话人做某事或不做某事,包括命令、希望、恳求等(罗茜,2015)。祈使句从意义和结构形式上可划分为意义类祈使句和形式类祈使句。从表意功能上看,祈使句有图 5-3 所示语气功能(董芳良,2016)。

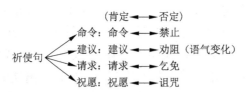

图 5-3　根据语气功能对祈使句的分类示意

祈使句的语用意义十分丰富,能表达强烈、讽刺、警告、温和等语气,说话人可以根据交际的需要选择不同类型的祈使句,表达的人际意义也各不相同。通过对患者进行日常护理和探视的采访及跟踪记录,交谈双方的祈使句动态分布情况列举在表5-8中。

表 5-8　交谈双方祈使句动态分布示意

语气	命令	要求	批评	建议	劝阻	提醒	叮嘱	禁止
采访者	0	31	3	12	2	3	2	4
AD 患者	0	1	0	1	0	0	0	0

　　总体来看,在交谈的过程中,采访者多用要求、建议、恳求、邀请、祝愿等语气的祈使句,指令患者去做某件事或不做某件事,这也体现了在交谈过程中采访者处于主导地位,而患者的回答中几乎没有祈使句。祈使也是建立人际关系的重要手段,在会话中,通常是地位高的人对地位低的人或者地位平等者之间使用祈使句。患者的话语中几乎没有出现祈使句,表明患者不仅是话语的弱势一方,而且可能在表征人际关系时存在困难。从表 5-8 中的统计数据可以看出,采访者使用了一定数量的表达要求语气的祈使句和表达建议语气的祈使句,而语气强调最高的命令和禁止,使用频数很低,这是由于采访者要求患者按照他的意愿去完成某件事。从结构形式上看,祈使句有一般式、强调式和否定式。否定式中含有"别、甭、少、不要、不用、不许、不准"等否定性标记;强调式中含有"(应)该、可以、必须、(一定)要"等强调标记(袁毓林,1993)。从语料中可以看出,采访者和患者均使用了一定数量的"不要"句式(否定祈使句),对采访者和家属的统计结果见表 5-9。

表 5-9　采访者和家属使用"不要"类否定祈使句的分布统计

否定词的位置	频次	占比/%
在开头	16	37.21
在中间	9	20.93
在结尾	7	16.28
独立充当	11	25.58
总计	43	100

　　采访者和家属话语中出现的"不要"类祈使句主要用来表达禁止、批评、安慰、劝阻、警告、提醒等语气,他们能较好地根据语境表明自己的立场,实现交际的目的和意图。从采访者和家属使用"不要"类否定祈使句的分布统计来看,分布在话轮开头的频率较高,如"不要急""你不要后悔呀""不要难过"等,表明采访者和家属在会话时,倾向于开门见山,直接点明交际目的和态度。

　　同样,对患者会话中的"不要"类祈使句的功能分析也有助于考查患者是如何表明态度、建构人际环境的。一般认为,否定祈使句的语用功能是"劝阻或禁止"。从功能语言学人际意义来看,"不要"作为语气成分,并不总是传递"劝阻或禁止"的语气,需要结合具体语境来分析。研究发现,患者使用"不要"类祈使句主要是表达一种请求、缓和语气,这一点与采访者和家属完全不同,因为患者在会话的过程中处于地位较低的一方,面对家属或采访者劝阻、禁止、建议等语气时,希望甚至恳求对方放弃自己的行为。例如:

家属:该吃药啦。

患者:不要吃,不要……

再看一段真实采访语料:

采访者:你不要想太多,该吃吃,该睡睡,该玩玩。

AD 患者:嗯,我晓得的,没有想太多。

采访者:很多人上了岁数都会出现记忆力衰退的,正常现象,不要怕啊。

AD 患者:那么多人,我都记不起来哎。

采访者:下次拿个小本子,把常联系的人名字写下来。

AD 患者:啊,好好,我记下来。

采访者:出门的时候先检查下钥匙和钱包,别忘带了。

AD 患者:有时候急事情,想不起来喂。

采访者:不要急,现在你都退休了,还有什么急事情啊? 做事不要慌。

由此可见,虽然很多 AD 患者脑功能下降,取词障碍严重,经验功能的表达存在困难,但是语音语调清晰正常,语法并无明显的错误,人际功能方面表达丰富,理解祈使语句没有困难,能够正确识别采访者的要求、建议等。因此,在言谈过程中,我们可以针对性地制定患者语言康复课程,例如交谈过程中多使用祈使句,不断核对患者提供的信息,对关键信息强调、提醒、建议、劝阻等,促使他们参与到谈话中来,交替使用多种句式进行表达,提高他们的言语功能和交际能力。

5.3.1.3 疑问语气

疑问语气指要求对方做出"是/否"的回答,或者需要补充某些不确定信息。英语中疑问语气有"Yes/No"疑问(是非疑问)和"Wh-"疑问(特指疑问)两种类型,因此,英语中的疑问句一般由"Yes/No"疑问(是非问句/一般疑问句)和"Wh-"疑问(特指疑问句)构成(Halliday,2008)。Quirk 等(1985)还提出了第三种疑问句类型——选择疑问语气,结构是"定式成分 + 主语"。选择疑问语气的回答是希望选择问句中两个或多个选择项中的一个,也可以是

多个"Yes/No"疑问句的复合体,用"or"作为连接词,有一定的范围性和可供选择性。例如:

——Are you a teacher or a student?(你是老师还是学生?)

——I'm a student.(我是学生。)

——When will he leave for London,today or tomorrow?(他何时动身去伦敦,今天还是明天?)

——Tomorrow.(明天。)

英语疑问语气可利用主语和定式操作语的位置改变来实现,而汉语的疑问语气不仅可以通过句法形式的变化实现,而且可以通过疑问语气词和疑问语调来实现(罗茜,2015)。

笔者对河南新乡养老院内20名中轻度AD患者进行日常探视采访,整理收集到部分较为完整的语料,按汉语基于语言结构的问句分类类型——特指问句、是非问句和选择问句(包含反复问句)这三种主要类型(朱德熙,1982),将交谈双方的选择问句类型的数量和频数统计在表5-10中。

表5-10 交谈双方使用疑问句的数量和频数分布

类型	特指问句	是非问句	选择问句
采访者	126句(53.6%)	102句(43.4%)	7句(3.0%)
AD患者	65句(53.3%)	55句(45.1%)	2句(1.6%)

通过柱状图(图5-4)可直观地看出来,采访者为了简短、快速地推进话题并获得信息,往往倾向于使用是非问句。选择问句的语气委婉,但使用频数最低,这也充分体现了会话中采访者的主导地位和权势。采访中也尽可能多地使用了特指问句这一开放式提问类型,给患者留有空间提供更多的信息。

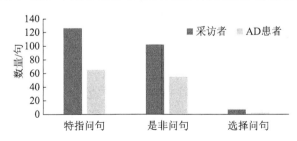

图5-4 双方使用疑问句的总体频数柱状图

正反问"有/没有"的提问,可以使采访者的提问更直接、目的性更强、主导性更强,帮助患者进行选择。患者使用频数最高的问句形式也是是非问句,选择问句使用频数最低。患者由于信息处理的时间长,理解语句缓慢,所以迫切地希望通过提问的形式确认信息和获得信息。

(1) 会话中的是非问句

朱德熙在《语法讲义》中指出,只要把相应的陈述句的语调换成疑问语调,就变成了是非问句。是非问句后常跟"啊、吧、吗"等语气词。是非问句的功能是期待听话人对某个命题做出"肯定"或"否定"的回答。是非问句一般通过句末升调实现疑问功能,附加疑问句是结尾附"好吗""行吗""是吧"等的是非问句形式,可选择性较弱,反映说话人已经有了自己的意见和想法,表达协商和征询功能。

采访者:平时吃饭吃得多吗?

AD患者:吃不多哎,不想吃。

采访者:听说你最近焦虑抑郁,是吧?

AD患者:我不抑郁啊。

采访者:你这个是老年慢性病,要有耐心,知道吧?

AD患者:嗯,嗯,好不了啦,我还有没有希望?

采访者:当然有希望啦,你症状不严重,比你严重的人多得是呢。

AD患者:我什么时候能回家啊?

采访者:等过段时间叫你儿子来接你回家,好吧?

AD患者:噫,他什么时候来啊?骗人呢。

在会话的过程中,为了快速、准确地了解患者的想法和状态,采访者和家属偏好选择是非问句,限制患者回答的范围,引导患者做出回答。通过语料分析,采访者连续使用两个附加问句,一个"好吧"、一个"知道吧"。尽管附加问句也属于是非问句,疑问功能很弱,回答受限且商量的语气并不强,但它明显弱化了采访者话语的强势地位,使得会话的氛围更友好。虽然患者的语言匮乏,信息量不够丰富,但也没有影响人际意义的传递。

(2) 会话中的特指问句

特指问句的基本句式是"语调+单个疑问代词(+语气词)",通过疑问代词作为疑问点以获得未知信息的有效途径。根据疑问点所涉及的具体信息,特指问句大致可分为8种类型:处所问句、时间问句、原因和目的问句、人物问句、事物问句、数量问句、方式问句、情状和种类问句(黄伯荣,廖序东,2017)。特指问句提供了很大的语言自由空间,弱化了提问者的态度诱导倾向。例如:

采访者:你住哪里？今年多大岁数？你看看时钟,现在是几点？

AD 患者:我常常把钥匙丢家里是怎么回事啊？老记不住人名字怎么办啊？

从语料中看,采访者或家属与患者使用特指问句疑问代词的情况大致相似,出现频率最高的是"怎么""为什么",提问人通常没有任何倾向选择,只是询问原因和目的,希望得到回复。总的来说,患者在话语中使用特指问句的频率远低于家属和采访者,这也说明家属和采访者在会话中权势表达充分,患者对问句的总体使用频率较低,体现了患者在会话中处于从属地位。

（3）会话中的选择问句

选择问句需要回答者就两种或两种以上判断、揣测、拟议的情况选择回答其中一项。选择问句大体上可以分为两类:一类是列项选择,其组成形式有"是……还是……/是……""是……/还是……""还是……"等（邵敬敏,1996）;另一类是正反选择,包括反复问和正反问"……不……""……没……"。使用选择问句是一种策略表达,因为选择问句加上选择项,能够更快捷、更有效地激活听话者的信息（罗茜,2015）。选择疑问句限定了回答的范围,增加了选项之间的联系,语气较为委婉,隐含了说话人的意愿,带有明显的提议和邀约的功能。

采访者:有没有心慌、心急、睡不着？

AD 患者:哎呀,就是心慌。

采访者:有没有老是觉得很难过,不想和人说话？

AD 患者:倒没有,说话嘛,还是说的。

采访者:是不是经常见了熟悉的人,却叫不出名字？

AD 患者:哎,哎,是的,嘿。

采访者:是不是经常出了门,发现忘拿钥匙了？

AD 患者:钥匙,还好吧,有过一次。

由以上语料可见,采访者通过正反选择提出问题,如"心慌""心急""睡不着"等来帮助患者交流,从而更快地获得信息。虽然选择问句也是一种闭合式的问句形式,但它增加了选择项,给患者提供了更多的选择空间,比直接询问"是/否"的是非问句的语气要委婉,有询问和邀约的口吻,患者能围绕问题给出更多的信息。正反选择的疑问度并不高,但增加了与患者询问、商榷的口吻,语气更显委婉,消除了患者的紧张情绪。在这种情况下,患者的回答更为明确。在言语康复训练中,可以多使用正反选择问句,引导患者表达人际意义。

5.3.2　语气实现方式的重要基础——语境

Halliday 从潜势(potentiality)的视角出发,把语境看作一个整体(图 5-5)。他认为,文化语境和情境语境是同一层次的互补概念,两者之间的关系正如系统与语篇之间的辩证关系,语境与语言之间是实现化(realization)关系,语言的选择实现具体情境语境,而文化语境潜在地制约着具体的言语交际(旷战,2019)。

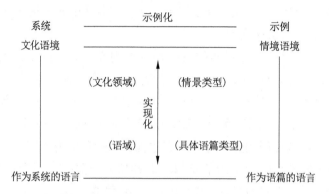

图 5-5　语言与语境、系统与示例的关系（Halliday，1999）

在人际交流中,语义功能与语气形式之间的关系错综复杂,并不是逐一对应的,需要交际双方结合语境做出合理的判断,说话人可以利用语境来创设命题,听话人需借助语境进行判断、识解交际意图,因此语义与语境密不可分。语境包括交际双方对话语理解的各种主客观因素(社会文化、言语行为、地点场合、心理背景等),以及对相关背景信息的共同理解,由此可见,语境也可以制约交际双方的会话。例如:

A:你明天在家吗?

B:如果明天下雨,我就不出门。

不难理解说话者 A 的意图,A 想去 B 家。那么 B 的回答真实意图是什么? 要达到成功交际的目的,人们都有意或无意地遵守一定的会话原则,依据所参与的谈话交流的公认目的或方向使会话顺利进行,这称为合作原则。可以推断出 B 的可能情况:① 天气好,出门散步;② 天气不好,待在家里。

同一句话在不同的语境下可以产生不同的含义,例如对于"下雨啦",听话人可能会根据话语而做出不同的反应。

语境1:阳台上晾晒了物品。

A:下雨啦。

B:快点收衣服,收被子。

语境2:即将出门。

A:下雨啦。

B:路上注意安全,带上雨具吧。

语境3:干旱多时的农田。

A:下雨啦。

B:太好了,禾苗终于得救了。

由此可知,语境提供了概念的具体化意义,也赋予了说话人特定的情感,制约了语义理解的方向和深度,人们往往需要借助一定的背景知识才能理解孤立的一句话。语言与语境是相互依赖的,特定的语言形式创造了特定的语境,而特定的语境要求特定的语言(黄国文,1988)。笔者对 AD 患者和健康老人做了一组问卷测试,部分测试题目如下:

测试题目1

A:我桌上的一瓶可乐哪里去了?

B:哦,我刚回来的时候热得要命。

问:可乐是谁喝掉的?

测试题目2

A:请学生家长到办公室来一趟。

B:不好意思啊,老师,又让您费心啦。

问:学生在校表现如何?

测试题目3

A:小丽,今天下班我请你去看电影好吗?

B:我男朋友出差刚回来。

问:小丽今晚是否答应一起看电影?

测试题目4

A:你觉得我这身衣服怎样?

B:我觉得你和西施一样美呢!

问:这位女士的打扮到底好不好看?

从测试的结果看,大部分中轻度 AD 患者不能完全判断说话人言语中的主要信息,更不能有效地理解语句的意义,导致选错答案。这也能部分解释 AD 患者在沟通交流中常常因为语义资源受损、词汇提取困难,而分不清楚话语中的主要信息到底是什么,引起听话人心理上的不适,从而影响言语交流的正常进行。例如,上述测试题目2,当学生家长见到老师的时候说:"不好意思啊,老师,又让您费心啦。"这个"让您费心啦"包含"学生很调皮,常常犯错误,不让人省心"的意思,但是言语十分委婉,在表达上暗含"感谢"对方付出辛苦的意思。这样的语句经常让 AD 患者感到费解。

5.4 AD 患者话语的情态系统

系统功能语法认为,情态是人际功能的体现之一,情态是说话者对所表述内容可能性的判断或推测(Halliday,1984)。情态表达肯定与否定这两极之间的中介可能(胡壮麟,2005),如图 5-6 所示。

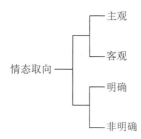

图 5-6 情态的取向系统(胡壮麟,2005)

人际交往对话中,主要通过情态来表达自己的态度,最终达到影响他人态度和行为的目的。Halliday 的系统功能语言学理论认为,情态由主观和客观两个角度来表达,称表达的主要命题为"取向"。情态又分成明确与非明确表达。情态取向表达可组合成四项:主观明确、主观非明确、客观明确、客观非明确。在人际交往中,情态特征表现十分重要。系统功能语法指出,情态是说话人对自己命题成功性和有效性的判断,或在命令中要求对方承担的义务,或表达个人意愿。情态所表达的是在归一性之间不同等级的可能性。通常有四种情态化方式:概率(probability)、频率(usuallity)、义务(obligation)和意愿(willingness)。

系统功能语法把情态看作人际功能的重要实现手段。情态指在以交换信息为语义功能的命题句中,说话人对命题可能性和经常性的判断;意态指在以交换物品或服务为语义功能的提议句中,说话人对提议的态度,包括义务和意愿(杨曙,2019)(表5-11)。胡壮麟、朱永生等认为,广义的情态也包括意态,不同的情态动词传递的态度、礼貌和情感有所不同。Halliday 根据"概率""频率""义务""意愿"等将情态值分为高、中、低三级,高值情态动词表达的意义强烈、肯定,低值情态动词委婉、客气、礼貌,留给对方更多的余地和选择(表5-12)。

表 5-11　情态和意态类型示意

情态类型	情态(信息)	概率(possibly/probably/certainly)
		频率(sometimes/usually/always)
	意态(物品与服务)	义务(allowed/supposed/required)
		意愿(willing/anxious/determined)

表 5-12　情态的三级值

情态值	概率	频率	义务	意愿
低值	Possibly	Sometimes	Allowed	Willing
中值	Probably	Usually	Supposed	Anxious
高值	Certainly	Always	Required	Determined

诸多学者对医患会话之间的语言现象和交际策略进行了分析,Hariharan(2015)和 Himmelstein,Sanchez(2016)等均发现,社会心理因素可能会影响患者的健康治疗。袁利和赵邦(2015)指出,言行举止、聆听、情感尊重、共情、肢体语言有助于共建、共享和谐的医患模式。因此,患者家属、护理人员与患者进行交谈互动时,应关注语境、语气等因素。

系统功能语言学强调,语言在构建、维系社会关系中发挥了积极的作用,是建构现实的主要手段,这些建构主义思想显然为身份建构个体化视角的研究提供了哲学与语言学基础(旷战,2019)。人作为有着高度自主意识的认知主体,在意义识解、经验建构的过程中发挥着主观能动性。具体而言,人们在语言的实际使用过程中将文化意义潜势具体化,即个体认知行为与语言本体的建构关系密不可分,研究个体特征也有助于揭示群体意义潜势。

语言是人际交往的重要工具,汉语也有相应的助动词、结构和附加语等来表示情态和意态。作为汉语情态系统的核心成员,情态助动词是实现情态表达的典型方式(朱冠明,2005)。例如,健康人会说:

你<u>必须</u>认真学习。(下划线为情态动词,体现义务)

你<u>要</u>送我一个小礼物?(下划线为情态动词,体现意愿)

现代汉语情态资源丰富,表达形式可以是词汇层面的实义动词、形容词、名词、语气助词、情态动词、情态副词、语调等,也可以是小句层面的,还可以扩展到语篇层面。研究认为,采访者或家属等人员与 AD 患者会话的过程,实际上就是双方使用情态系统来实现人际功能的过程,交际双方可以根据具体语境选择提高或降低情态值。情态动词和副词在不同语类阶段的分布统计见表 5-13。

表 5-13　不同语类阶段情态资源分布　　　　　　　　　　句

情态组	采访者	AD 患者	健康老人
高值	3	0	2
中值	62	17	12
低值	22	11	9
总计	87	28	23

接下来重点考查患者和采访者话语中态度和价值取向的情况。

例如,患者张＊＊,89 岁,江阴人,中度痴呆,波士顿命名测试 2 分。

A:你好,你叫什么名字?

患者:我是老黄啊(其实患者名字叫张＊＊),我怕我不记得啦,你看我是蠢人不,字我还是认得的……

A:好啦,老张,你不要多想啊,你今年高寿啊?

患者:啊,啊啊,啥子啊? 侬讲啥样啦?

A:你今年多大岁数? 我问你多少岁,你能想起来吧? 我跟你讲啊,年纪大了要服老啊,关键你现在血压高,肺子又不好,烟要少抽抽啦,你到这个年纪了,就应该自己要多注意点。

患者:不抽烟日子不得过哎。

A:为了健康长寿,难过也得忍着呀,难过就跟我们多聊聊,另外要适当地运动一下,好不?

患者:嗯,运动感觉还是对我自己有好处的,跑累了就睡得着了。

情态系统的分析是语义、功能取向的,关注交际者在交流过程中如何使用不同的情态动词以实现语类目的。采访者或家属等人员与患者进行互动的时候,为了拉近与患者之间的心理距离,营造一种平等、轻松、友好的谈话氛围,应选择合适的情态资源来建构话语身份,情态赋值和情态类型的选择上,多选择中、低值的情态表征,即表示"责任""意愿"之类的情态动词。经统计,使用的高频词依次为"要""应该""能",此类情态动词具有公正性、开放性和可协商性的人际意义,因此在给 AD 患者提供一些观点和建议的时候,话语交流应适当使用表示责任和意愿的情态动词,能有效提升患者的信任度,使话语更容易为患者所接受,并实现与患者的价值联盟和情感绑定,促使患者做出更为理性的态度判断与价值定位。统计结果显示,采访者话语中情态资源的使用情况主要包括"肯定、一定、必须、要、能、可以、会、敢、愿意、情愿、应当、该、总是、经常、也许、偶尔"等,总体呈现出多样化的特征。情态资源的契合点就是在命题或提议中最中性的语义价值上增添或补充上一层人际意义,让言语表达更加生动、形象(李战子,2005)。从人际意义中的情感和意志的资源分布可以看出,采访者和家属使用高值肯定情态助动词稍多,说明他们在对信息进行加工时具有明显的归向性,对自己所要传递的信息明晰确定,有足够的信心。患者使用低、中值情态助动词较多,说明患者对说话人言语的归向性不是很确定,对言语所传递的信息缺乏信心,处于话语权的弱势方,多采用协商、模糊、回避的语气。

5.5 AD 患者话语的评价系统

为了进一步探究人际意义,Martin 及其同事(Martin, 2000; Martin, White, 2005; Martin, Rose, 2007a)在 20 世纪 90 年代早期拓展了人际功能资源范畴并提出了评价理论(appraisal theory)。White(1998)指出,评价理论是用来评价、采纳立场、构建文本、管理人际定位及人际关系的,是语言的评价用法,是探究、描述、解释语言的一种独特方式。评价系统主要涉及态度(attitude)、介入(engagement)与级差(gradation)三个子系统,态度子系统为核心概念,每个子系统又由若干个次系统构成,如图 5-7 所示。

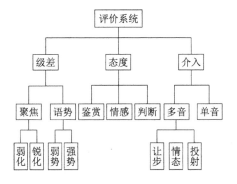

图 5-7 评价系统网络(王振华,马玉蕾,2007)

Martin 的评价理论把对人际系统的研究从语法层拓展到语义层,从小句层上升到语篇层,从强调交换互动延伸到注重态度互动,深入对人际语境的研究(赵俊海,2012)。在这个大的框架内,评价理论更关注表达态度中的情感(affection)、鉴别(appreciation)和判断(judgement)的语言,以及一系列把语篇的命题和主张人际化的资源(胡壮麟等,2005)。在日常生活中,每个人都在扮演不同的角色,表达不同的感受、观点、判断、立场等。根据前几章的研究,AD 患者存在不同程度的取词困难、认知能力下降、情感识别障碍,由此可以预见,AD 患者在运用语言表征人际关系方面可能存在问题,当前鲜有学者对 AD 患者在表达个人情感和态度时所运用的语言资源做过研究,本书尝试进行探讨。通过对现有语料的检索,没有发现患者组语料中的态度类评价性语言资源,而健康组语料在态度类评价资源方面虽然不是很丰富,但评价性语言资源普遍存在,现略举几例:

A:张老,又出来遛狗啦? 最近身体还好吧?

健康老人:哎呀,受罪喽,最近牙都拔了 4 颗了。

A:巧了,我也掉了 1 颗,好好的,也没烂也没什么,就晃起来了。

健康老人:乖乖(方言),我这个疼得<u>不得命了</u>呀,像<u>闪电一样</u>一阵一阵钻心地疼,真是<u>吓死个人了</u>呐,饭都吃不起来。

A:哟,<u>不得了</u>,你这个是厉害了,估计要拔了。

健康老人:是的,我这几天每天都往牙病所跑,医生说给我拔了之后装假牙,一下子还治不好,实在是<u>磨人得很</u>呐!

A:嗯呐,牙疼不是病,疼起来要人命么! 你找的哪个医生啊? 技术行吧?

健康老人:牙病防治所的刘主任哎,他可是<u>出了名的</u>,听说技术好得不得了呢!

上述语料中,加了下划线的形容词和副词词组均为健康组语料中表征说话者态度的语义资源。"疼"这个词的概念是抽象的、模糊的,只有结合了自己的情感体验,才变得具体而深刻。"不得命了""闪电一样""吓死个人了""磨人得很"等词语的使用,一方面生动地表达了牙疼的感受和态度;另一方面有效增强了叙述的语气,使语篇灵活连贯。对 AD 患者的态度类语义资源进行分析发现,AD 患者不能很好地对描述对象的特征做出解释性或说明性的判断,语料中几乎没有情感的表达,表征事物品质的形容词、副词资源匮乏,语言单调、重复、模糊,影响了话语的质量。这可能是由于 AD 患者存在语义记忆的损伤,从而导致词汇提取困难,如名词、表征判断和鉴别的词汇等,从而难以用合适的语言表达自己的观点和态度,评价性语言资源缺失。

5.6　人际语法隐喻

Halliday(1984)指出,人际语法隐喻又分为情态隐喻和语气隐喻。语法隐喻不是英语特有的现象,汉语语篇中同样含有大量的语法隐喻(朱永生,严世清,2001)。

Halliday 功能语言学认为,"选择就是意义"。意义来自形式与功能的结合,但形式与功能之间并不存在逐一对应的关系。一种形式可以表示一种以上的意义;一种意义也可以由两种或更多的形式体现;一种言语功能也可以由不同的语气来实现(魏在江,2003)。例如以下三个小句:

Don't do that!

I wouldn't do that if I were you.

Do you think it is really good to do that?

三个小句使用的形式不一样,但体现的言语功能是一样的,其中涉及一种语法域向另一种语法域的转移,即从一个语气域向另一语气域的转移,这种语气的变异就是语气隐喻。隐喻本身就是一个有意义的选择,因为隐喻选择增加了语义特征(范文芳,2000)。

由此可见,陈述句可以体现疑问或祈使语气,疑问句也可以体现陈述或祈使语气,祈使句也可以体现陈述或疑问语气。这种语气的变异就是语气隐喻,这也体现了不同的言语功能(表5-14)。

表5-14　英汉言语功能及其语气的隐喻式体现

语气	一致式	隐喻式
陈述(提供信息)	I don't know. 我不知道。	Who knows. 天晓得。
疑问(需求信息)	What is the time? 几点钟啦?	Do you know what time is it? 你知道现在几点钟了么?
命令(要求服务或物品)	Don't do that。 别么做。	I wouldn't do it if I were you。 我要是你的话,是不会这么做的。

汉语中语气隐喻也无处不在,彭宣维(2000)给出了一个汉语的语气结构图(图5-8)。

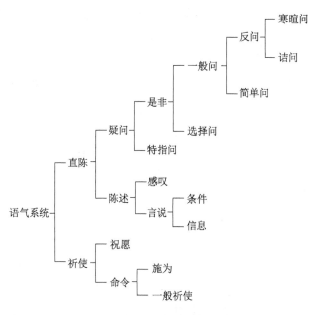

图5-8　汉语小句的语气系统

汉语的语气系统和英语一样,也包括陈述、疑问、祈使、感叹四种。语气隐喻的表现形式、指示标记、情态级别、语境依赖等存在许多差异(魏在江,2003)。语法隐喻发生在句法层。英语重形合,词汇、语法、句式、语调都可以负载不同的语气,因此英语语气系统可以产生出更多的隐喻表达式。汉语重意合,语法上没有曲折变化,在语序形式上的变化更为灵活,要从语言形式上对汉语的语气隐喻进行区别难度较大。例如,健康人会说:

① 你一个党员,怎么能没有一点奉献精神呢? (暗含要求)

② 快来看,电视机修好了。(赞叹口气)

③ 你看着办吧。(商量口气)

鉴于此,语法隐喻作为一种对常规式/一致式的偏离,新增的语义特征也增加了文本信息密度,丰富了人际意义。通过对收集到的语料进行检索,没有发现 AD 患者的语料中存在语气隐喻的语言资源,而健康老人的语料在语气隐喻方面较为丰富。

本章以 Halliday 功能语言学人际功能为分析框架,对收集到的语料做了基于语气、情态和评价的研究。在语气方面,患者构成语气系统的主语和补语方面的语法资源中缺乏完整性和多样性,患者的话语目标指向性不明确,话语模糊。在情态分析中,AD 患者倾向选择中、低值情态助动词,呈现协商、回避等表达方式,由此反映出患者对信息的归向性不明确,话语质量不高,表达不充分。在态度类评价性语言资源中,AD 患者未能运用评价性语义资源对话语进行修饰,也无法对事件做出评价。在语法隐喻方面,患者无法正确理解和使用语气隐喻和情态隐喻,而健康老人的语料均有十分丰富的情态与意态的表达手段,再次反映出患者在表征个人情感和判断的语言使用方面存在困难。

阿尔茨海默病患者话语的
语篇功能分析

第 6 章

Halliday 指出:"语言是一种社会符号系统(social semiotic system),人们运用这一符号系统来认识世界,认识社会与人,以及人与人之间的关系,最终建立动态化的语言实现社会模式。"因此,研究语言现象应该把语篇视为研究语言的基本出发点。作为社会符号的语言,同时并存三大元功能——概念功能、人际功能和语篇功能,这些功能都要通过语言在实体层面(音、形)表现出来,且在一定的语境下表述都是彼此相关联的,这种有意义的表述集合体就是语篇,语篇功能是通过主位结构、信息结构和衔接这三种方式得到体现的(胡壮麟等,2005)。分析语篇功能需要观察说话人的语境、分析会话主题、探讨语篇中主位模式的推进等,如果没有语篇,研究者就无法全面了解语言在特定的语境中所要表达的完整、真正的意义。Firth(1957)指出,意义并非孤立存在于每个词语中,意义的实现需要通过存在于意义潜势中的各种意义交换才能生成,而这些交换的手段就是语篇。语篇是语言实现意义与意义所反映的社会文化模式,是文化传递的重要途径(Halliday,1978)。即便是一句简单的告示或诗句,如"Danger!""非请勿入。""此情可待成追忆。"等极为简单的表述都可以构成语篇,但多数情况下需要说话者根据特定的语境表达出更多、更完整的意思,上述那些简短的语句所体现的功能也需置于语篇中才能被充分解读。

相关文献研究表明,已有的言语失调研究对患者的话语分析多集中在词汇层面,很少上升到语篇层面。Broca P 从神经机制对中风患者语篇的局部连贯、整体连贯及语篇记忆的三个文体表征层面进行了分析,发现患者中风或者突发事故后,只能用简单的词来表达自己的意思,虽然在语篇中仍有动词和名词出现,但丧失了语篇理解中的连贯性。Manouilidou 等(2009)从主位角色分配的角度探讨了主位对心理述位词的限定作用,分析了 AD 患者在非典型性主谓搭配情况下的语言变异现象,发现患者在心理动词的使用上弱于健康老人。相比之下,我国对言语失调患者的研究大多停留在医学范畴,语言学相关研究成果较少,只有少数研究表明患者的主位、衔接等构成有可能不同于健康老人。本章将从主位结构、主位和述位的推进模式、语篇的衔接与连贯、语义编码加工机制等角度,对中轻度 AD 患者和健康老人的话语进行多维研究。

6.1 主位结构

Halliday(1994)将主位定义为"信息的出发点",对信息的焦点和信息的组织具有指向性。Martin(2000)认为,主位的功能是帮助读者识解作者的观点。Raveli(2000)认为,主位结构能告诉读者哪些信息前景化,哪些信息背景化,不同信息之间存在什么样的联系。Matthiessen(1995)把主位作为语篇功能的体现形式之一。他指出,主位是一种有用的语篇分析工具,对主位系统的分析有助于明晰对语篇意义的识解和对组织具有决定意义的语言的选择。Halliday(2000)把主位切为单项主位、复项主位和小句主位。这几种主位都是信息的出发点,是句子的开端。其中,单项主位的主要表现形式有名词词组、副词词组和介词短语,不管句子中的主位成分由多少个词语构成,其成分只体现概念功能,不包括人际功能和语篇功能。复项主位是由多种语义成分构成的主位。它总是含有一个表示经验意义的成分,还含有表示人际或语篇意义的成分。Halliday 认为,英语中的顺序一般是"语篇—人际—经验",并称之为典型序列。复项主位的顺序通常是语篇成分先于人际成分,人际成分先于概念成分。按照标记性,主位可分为无标记主位(即非标记性主位)和有标记主位(即标记性主位)。主位同时充当小句主位的成分和小句的主语时,为无标记主位。无标记主位通常出现在陈述句中。一般来说,非标记性主位常常是信息的开始。主位如果不是小句的主语,则被称为有标记主位。这种主位在陈述句和特殊疑问句中比较常见。一般来说,人们往往把无标记主位作为话语的起点,但有时为了强调某个成分,说话者也可以选择有标记主位。

赵俊海(2012)从功能语言学的角度对英语 AD 患者话语的主题进行分析,对标记性主位、无标记主位和复项主位分布进行观察,但他没有对汉语 AD 患者的语料进行分析。张和方(2019)从功能语言学的角度对汉语小说和学术语篇的主位标记做了大量的研究。Thompson(2000)认为,"主位"通常与前面和后面的话语存在密切的关系,标记性主位的功能之一就是链接述位。然而,这些研究均缺乏详细的数据说明主位在语篇层面的具体功能。在患者和正常老人的会话中,标记性主位出现的频率有多少? 它们在话语中的具体功能是什么? 它们与前面或后面的论述之间存在什么具体的关系? 这些都是我们在下一阶段要研究的问题。

先看英、汉小句的主位结构。例如:

这个故事　　　很有趣。

The story　　　is very interesting.

"这个故事"既是小句的主位,同时也充当小句的载体。"很有趣"是该名词的属性,体现了句子的概念功能。由此可见,在接下来的会话中,话题和话轮的转换很可能都是围绕这个故事展开的。单项主位也可以通过陈述句的内嵌子句或祈使句的动词来实现,例如:

站在门口听课也可以。

To stand at the gate of the room listening all through the lecture is permitted.

"站在门口听课"是该小句的主位,同时也是小句的载体。"也可以"是属性。

由此可见,英汉小句的主位结构大致相似,在功能语言学中,它既是小句"过程"的重要参与者,也是信息交流的起点。相比而言,英语的句式受语法规则的制约,而汉语的句式更为灵活,主位结构从语法成分上看更具有词类兼容性。

6.1.1　主位的标记研究

在汉语的陈述句中,典型的语序是"主语 + 谓语 + 补足语"。当主语和动作的实施者是同一人时,就是无标记主位,这也是说话者最常选择的方式。语言的形式本身也体现了一定的意义,标记性主位结构使被前置成分前景化,反映作者编码语篇的特殊方式。以往的文学文本研究表明,这种特殊的编码方式能实现特定的文体功能,是文学语言"陌生化"的存在形式,是一种积极性的诗学体现,承载了不同于无标记主位结构的文体功能。这些研究成果告诉我们,各种文体都受语言使用者的认知能力和情景语境的影响。对言语失调的 AD 患者也是如此。早期患者尤其是隐匿期患者的语言已出现了一定程度的形式与意义的偏离时,我们有理由认为通过对患者言语的语篇功能分析,不仅能对患者的个体语言资源和语言特征有更深入的了解,还能对言语使用能力的提高有所帮助。本章的语料来自扬中养老院的20位中轻度AD患者和镇江街头20位健康老人的随机访谈。通过40篇会话材料,探究说话者如何运用各自的词汇语法资源,通过标记性、非标记性主位来实现语言的三大元功能。本研究对相关功能出现的频率做了统计,重点考查标记性主位如何揭示信息的焦点,表达说话者的态度与评价。研究发现,40篇会话中标记性人际主位的使用频率较低,缺乏态度意义的资源;而健康老人的话语中有丰富的语篇意义资源,主位分布的结果见表6-1和图6-1。

表6-1　AD患者组和健康组(各20人)语篇主位分布

主位分布	AD患者语料句数	百分比①/%	健康老人语料句数	百分比②/%
单项主位	383	79.79	451	74.67
复项主位	97	20.21	153	25.33
无标记主位	354	75.80	376	67.38
有标记主位	113	24.20	182	32.62

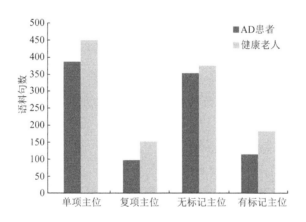

图6-1　AD患者组和健康组语篇主位分布对比柱状图

通过柱状图可以看出,AD患者和健康老人的话语在标记性主位的使用方面频率均不高,健康组在标记性主位的使用方面稍多于患者组。从话语的分布模式来说,两组被试人员都倾向于使用无标记主位,先呈现已知信息(旧信息),后呈现新信息的方式,选择名词性词组作为体现主位的手段。通过对语料进一步分类和检索,发现AD患者和健康老人均倾向于使用环境类附加语作为标记性主位,还有少数被试者采用补语作为标记性主位的情况。这部分测试任务我们依然通过全球AD看图说话经典题目"偷饼干的贼"来完成,判断被测试者的认知程度。

从被试者语料可以看出图片的场景中主要有妈妈、小男孩、小女孩、饼干筒、三角凳子、水池、碗碟等,从相同主位的数量中发现,语篇中受关注度很高的人物是偷饼干的小男孩和洗碗时发呆的妈妈。

语料1

健康老人(张＊＊,62 岁,男)

——好像是像妈妈的人,在洗碗。

——但是她不知道水龙头……

——这个水池的水已经漫到地上了。

——这还不是最重要的。

——最重要的是她的两个小孩在拿东西的时候。

——由于身高不够高,所以他要。

——在踩凳子的情况下去取东西的时候。

——凳子发生了倾斜,

——导致了即将要跌掉的局面。

——然后呢,但是不知道为什么。

——妈妈没有注意到后面的小孩。

——那个像妹妹一样的小孩。

——呃,是,不知道是因为她要拿那个高处的东西呢,

——还是小男孩要拿。

——踩着凳子是比较危险的。

——作为妈妈,一个监护者来说,十分大意。

——她水池子里的水都漫出来了都不知道。

——小孩子爬这么高,这么危险。

——她还浑然不知。

——我不知道这个妈妈在想什么东西。

我们对上述话语做有标记主位与无标记主位统计,结果见表6-2。

表6-2　有标记主位与无标记主位统计结果

小句	有标记主位	无标记主位
1		好像是像妈妈的人
2		但是她

小句	有标记主位	无标记主位
3		这个水池的水
4		这
5		最重要的
6	由于……,所以……	
7		凳子
8	然后呢,但是……	
9		那个像妹妹一样的小孩
10	作为……来说	
11	这么高,这么危险	
12		我

由此可见,12 个小句中,有 4 个小句的主位是有标记主位,其中有表示转折、方式、程度的标记性主位,这位健康老人表达了小孩站在凳子上偷饼干的动作过程,突出了存在跌下来的危险性,引起了听话人的注意。在 8 个无标记主位中,有 3 个含有指示代词(这、这个、那个),使话语紧凑,把妈妈、水池、凳子、妹妹作为主位,体现了上述事物的主角地位。最后一句"我不知道这个妈妈在想什么东西",主位转到第一人称"我",体现了说话人的看法和态度。

语料 2

AD 患者(胡＊＊,78 岁,女,波士顿命名测试显示轻度认知损害)

——小孩站在椅子上要拿吃的。

——这个椅子都快倒下来啦。

——拿这个饼干要吃。

——这个手上还拿一块。

——她准备叫他。

——她这个是妹妹还是姐姐。

——叫他多拿一块给她吃。

——但是这个快倒了。

——他的妈妈在洗碗。

——但是可能在想一些心事吧。

——这个水都已经溢出来啦。

——她还在洗还没有注意到。

——啊这个,窗子外面是很漂亮。

——有院子。

——窗帘外面有草啊有树啊什么的。

——那她这个洗的啊。

——这个厨房倒是很干净。

——她,这样子这个水喷得到处都是。

——她还穿着围裙拿个抹布在擦。

——擦这个盘子。

——好像在想心事的样子。

——小孩子在这里。

——这样子她都不知道。

——水溢出来她也不知道。

同样,我们对上述话语有做标记主位与无标记主位统计,结果见表6-3。

表6-3　有标记主位与无标记主位统计结果

小句	有标记主位	无标记主位
1		小孩
2		这个椅子
3	主位省略	
4		这个手上
5		她
6		她这个
7	主位省略	
8	但是	
9		他的妈妈
10	但是	
11		这个
12		她
13		窗子
14	主位省略	

小句	有标记主位	无标记主位
15		窗帘
16		那她
17		这个
18		她
19		她
20	主位省略	
21	主位省略	
22		小孩子
23		这样子
24		她

患者语料中除了有明显的表述啰唆、重复、话题骤转外,在标记性主位方面,还有不少主位省略的现象。这些错误使用的省略往往造成语义不明,我们称之为主位残缺,这也验证了 AD 患者语言资源匮乏、取词困难的先前研究。

为了进一步分析,本节结合访谈收集到的语料,从补语主位、状语主位及主位的前置和省略三个方面详细讨论。

6.1.2　补语及补语主位的语篇功能

补语也是小句及物性过程中的重要参与者,在汉语的小句中,主语可能只有一个,但可能会同时出现两三个宾语的情况(双宾语结构)。就语言的形式而言,英语和汉语的补语都能表达情形、事物、性质、数量、地点、时间等意义,体现方式也几乎涵盖了所有的语法单位,包括小句、名词词组、性质词组、介词短语和数量词组。就补语在小句中的具体位置而言,补语可以位于主要动词(谓体)之后,也可以位于谓体之前。例如以下健康老人语料:

①小男孩没有给小女孩饼干。

②饼干小男孩没有给小女孩。

③饼干没有给小女孩。

对这三个句子进行语义分析:

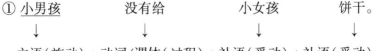

① <u>小男孩</u>　　　没有给　　　　小女孩　　　饼干。
　　↓　　　　　　　↓　　　　　　　↓　　　　　↓
主语(施动) + 动词/谓体(过程) + 补语(受动) + 补语(受动)

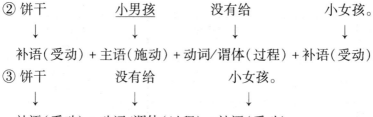

② 饼干　　　　小男孩　　　　没有给　　　　小女孩。
　↓　　　　　　↓　　　　　　↓　　　　　　　↓
补语(受动) + 主语(施动) + 动词/谓体(过程) + 补语(受动)

③ 饼干　　　　　　没有给　　　　　　小女孩。
　↓　　　　　　　　↓　　　　　　　　↓
补语(受动) + 动词/谓体(过程) + 补语(受动)

　　第①句属于典型的汉语句法结构:主 + 动词/谓 + 补语;第②句把补语的位置放到了主语之前;第③句中的施事主语被隐去,变为被动句。由此可见,汉语句法比英语语法更加灵活多变。中轻度 AD 患者语料和健康老人的话语中都存在一定数量的标记性主位,两组被试人员在补语主位化过程中没有明显差别。这与学者赵俊海、刘建鹏等研究英语 AD 患者话语得出的结论略有不同,究其原因可能有以下几个方面:

　　第一,在补语主位化的过程中,英语小句的补语虽然可以直接提至句首,但是它的主位功能受制于小句主语(何伟,王敏辰,2019)。换言之,英语更倾向于遵从"主语与主位一致"原则。相反,在汉语小句中,句式更加灵活多变,无论主语是否出现,补语都可以位于句首充当主位(或话题)。在英语中,补语主位是一种标记性主位,它不仅表达语篇意义,还表达对比或行为者的情感强度,或者兼有对比和情感强度的意义。英语补语的主位化不仅改变了基本小句的语篇意义,还影响小句的人际意义(Fawcett R P,2008),所以英语补语主位化在语义上受限。与之不同的是,汉语补语主位化只影响小句的语篇意义,不影响其他意义。

　　第二,被动化可以看作主动句补语的主位化手段之一,在英汉两种语言中表达的人际意义也不相同。被动句是英语中一种常见的句式。英语中虽然也有补语前置,但是仅限于主语为显性的情况,因为英语的主语具有语法强制性,受事补语主语化很常见,且语体越正式,出现的频率也越高,用于委婉、礼貌的表达(何伟,王敏辰,2019)。在汉语中,被动句通常表达不愉快的事件,如"他被打了"。因此,汉语中的被动句往往偏离原始的人际意义,出现的频率较低,除非特定情景下凸显语意。

　　第三,汉语补语有时也可以位于主语之后、谓体之前,如"他给我买了一本书""我们这本书读完了"。从英汉补语主位化现象的对比研究可以看出,英语是"注重主语的语言",汉语是"话题优先的语言",且在熟悉的交际双方话语中,汉语主语多隐现现象,句法更灵活多变(刘晓林,王扬,2012)。由于英汉两种语言的语法差异,汉语 AD 患者和英语 AD 患者的言语障碍情况也有所不同。

综上所述,在主位化过程中,英语倾向于使用被动结构将主动句补语转换成被动句主语,保持主语与主位一致;而汉语的补语通过逆被动化被移至句首,发挥主位功能,但仍保持补语的句法地位。关于主位的前置和省略将在后面详细叙述。

6.1.3 状语及状语主位的语篇功能

状语属于附加成分,一个小句可以没有状语,也可以出现多个状语。它为小句意义的完整性提供了必要的环境因子。Halliday 指出,状语既可以表达人际意义,也可以表达概念意义和语篇意义。我国学者何伟(2019)从功能句法理论视角分别对英语小句的状语和汉语小句的状语进行了更为详尽的梳理,并根据具体语义将状语类型细分为近 30 个小类。与英语不同的是,在汉语的句法结构中,状语较为自由,位置灵活多变,可以处于句首、句中或句尾。笔者采集到的语料有一定数量的标记性主位,通过分析这些状语发挥主位功能的语料发现,AD 患者在主位的选择上均为简单名词,说明患者的语义资源衰减,较少使用复杂名词;在信息加工、呈现方面选择了低认知能力的表达方式。以往的研究均表明,在 AD 患者认知特征方面,包括注意力、工作记忆、执行能力、加工速度等都存在不同情况的损害,当患者的工作记忆载荷受限时,对先前事件的记忆、保存能力缺失,对已知信息和未知信息的界限模糊,无法明晰过程参与者的角色,因此使用状语主位的频率较低。相比之下,健康老人语言的加工则呈现出多样化的特征,词汇提取、加工速度、编码处理等表现均优于 AD 患者,能有效地回应事件,并能在话语主位的呈现方式上选择一些对认知加工要求较高的语言形式。从收集到的健康老人语料中随机抽取含有状语的小句 200 句,并对状语进行分类和统计(表 6-4)。

表 6-4　健康老人小句状语分类统计表

状语分类	语料	占比/%
表示时间	这些天、近来、今天、昨天、最近一些日子、当……时、每周、常常	62%
表示方位、方式、程度	在家、在单位、在食堂、慢慢地、悄悄地、用力地、有点儿、非常	15%
表示原因、目的、结果	为了、因为、所以、最后、终于	13%

状语分类	语料	占比/%
表示让步、条件	尽管、如果、假设、要是	6%
表示情感	糟糕地、不幸地	2.5%
表示观点、推论、话题	至于、关于、据我看、通过……	1.5%

为了能够更直观地进行比较,我们将健康老人和 AD 患者小句状语的分布频率绘成柱状图(图 6-2)。

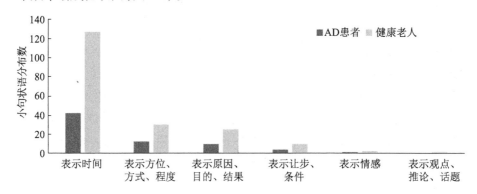

图 6-2　健康老人和 AD 患者小句状语的分布频率对比柱状图

在所统计的 200 个小句里,汉语的状语大多出现在句中,即位于主语和谓体之间,也有出现在句首,但很少出现在句尾。健康老人语料中状语出现频率明显高于 AD 患者,其中,表示时间的状语出现频率最高,大多集中在句中或句首。表示方位、方式、程度的状语出现频率居第二位,出现频率较高的还有表示目的、原因、让步等的状语,大多置于句首。总体而言,健康老人和 AD 患者话语的状语分布差异反映在主位的选择方面,尽管两组人员都倾向于将状语前置,但健康老人的名词性语言多样性和复杂性比 AD 患者明显要高得多。

从语法来看,状语是一种修饰语,分为修饰性状语、连接性状语和评注性状语。根据状语主位在语言交际中的功能,状语主位可以分为修饰性状语主位、连接性状语主位和评注性状语主位三类(章振邦,1995)。作为句子叙述、描写和说明的基础,状语主位可以传递、凸显各种不同类型的信息,为随后的语篇设定叙述范围、建立时空框架,在谋篇中具有不可替代的作用(刘慧云,2010)。

6.1.3.1　话题引发功能

状语在汉语小句中具有话题引发功能,即状语主位为语篇提供一个话题或情景。话题就是话语中将要谈论、说明或叙述的人或事,情景则是话语所述事件发生的时间和空间范围。在叙事语篇中,状语主位经常被用作引子,向读者提供话语交际的话题或交代故事发生的时间、地点和人物(刘慧云,2010)。例如:

健康老人:大概是傍晚吧,隔壁的周小六慌慌忙忙过来了,对二大娘说,"二大爷叫你赶快回家,说你家牛棚里冒烟了"。

这个句子用状语作引子,为语篇设定了一个时空框架,确定主题后引出新信息,告诉听话人接下来将呈现与话题有关的其他信息,展开整个语篇。在例句中,它们的话题分别是"二大娘""二大爷""牛棚",其下文则是围绕这些事物展开叙述的。

6.1.3.2　话题组织功能

当时间状语从句前置作主位时,其功能是围绕时间或情景的变化而组织谈话(刘慧云,2010)。当条件状语从句前置作语句主位时起组织语篇的作用,能为随后主句新信息的呈现建立一个框架,反映了条件状语从句的语义功能。例如:

<u>只有从小好好学习</u>,我们长大后才能报效祖国。(强调条件)

<u>好不容易呀</u>他才回到了家里。(强调方法)

<u>雨过天晴之后</u>,天边出现了一道亮丽的彩虹。(表示时间)

<u>各种问题堆积在一起</u>,老板急得像热锅上的蚂蚁。(表示原因)

6.1.3.3　话题展开功能

话题展开功能主要是指话题保持和话题转换功能。在语篇构建过程中,为保证顺利展开,状语主位可以用来维持原话题或引入新话题。例如:

AD 患者:——啊这个,这个窗户……

——窗子外面是,嗯,很漂亮。

——有院子,

——窗帘外面有草啊有树啊什么的。

健康老人:——透过窗户,外面是一个挺大的园子。

——在园子里面,种了一些小树和花草。

尽管一般情况下,人类都倾向于使用简洁明了的语言传递尽可能复杂的语义,但是从这段健康老人和 AD 患者的描述性语言可以看出,AD 患者的描述语句零碎,由于取词困难,患者的话语中多次出现"这个"模糊指代,语意表述不清,小句主题不统一,主位、述位联系不够紧密,语义重点不明确。而健康老人通过将状语前置充当句子主位,实现了从不同角度(窗户、园子)对话题的呈现,新旧信息叠交,让新信息成为人们的注意点,富有层次感。这说明健康老人在组织语篇的过程中,能合理运用状语主位这个语用手段,将重要信息置于句尾,凸显信息焦点。由此可见,健康老人对图片的描述画面感较强,不仅保持了篇章话题,而且构建了话语的空间定位,新旧信息合理分布,能有效推动语篇向前发展。

6.1.3.4 话题转换功能

状语主位不仅可以用来引发话题、保持原话题,而且还可以用来转换话题。当谈话遇到尴尬话题时,可以用状语主位引入新话题,避开尴尬局面。截取部分健康老人对话实录如下:

——嗨,李婶儿,这么巧啊,今儿有空来这儿,哎,你不进来坐啊?

——呵呵,每天我走你门口,都不敢进来,怕打扰你这个大忙人。

——最近还好,不忙,两个儿子都不在家,我也省心啦,不用伺候他们啦。

——哦,你是该歇歇了,别太操心了,儿孙自有儿孙福。<u>顺便问你个事啊</u>,我听说你大儿子现在到银行上班了,厉害啊,怎么进的……

——他啊,哎哟喂,后悔死了,还不如不进呢,苦死了,他做的是揽储……

说话人想打听如何进银行工作又感觉不方便,就先客套了一下,然后用"顺便……"帮助引出这一话题。从表面看来,好像是顺带谈及无关紧要的东西,但实际上它是协助说话者引出一个对她来说至关重要的事情。总之,健康老人在构建语篇的过程中,句式较为灵活。运用状语主位这种方式可以把重要信息置于句末,凸显信息焦点,引发新的话题、转换话题。而这些交际手段,在 AD 患者话语中几乎没有出现,有不少隐匿期患者在言语表达的时候表现得较为自我,甚至极力用"流利、反复、空洞的语句"掩盖语言资源的损伤,有意识地缩减复杂的句法结构,改用较为简单的句子作为权宜之计来避免失误。

6.1.4 主位的前置和省略及其语篇功能

主位性前置是指小句中主位成分与该句主语不重合的情况,也称为标记性主位结构(marked thematic structure)。下列几句均为健康老人话语:

① a. 我压根儿不认识这个人。

b. 这个人我压根儿不认识。

② a. 我最爱吃红烧鸡翅膀。

　　b. 红烧鸡翅膀我最爱吃。

③ a. 老王做那件事情是对的。

　　b. 那件事情老王做得对。

④ a. 咱可买不起奔驰。

　　b. 奔驰咱可买不起。

⑤ a. 我跟你这样的实诚人就实话实说了。

　　b. 跟你这样的实诚人我也就实话实说了。

上述每组 a 句的"我""老王""咱"既是句子的主语,也是小句功能的主位成分,这是典型的主位与主语重合的现象,称为"非标记主位"。述位部分则是说话人所要表达的意愿和想法,通过句式的变化,每组 b 句的主位原是述位的一部分,属于主位性前置现象,更能凸显说话人强烈的情感,在某些特定场合下能实现不同的语用效果。在汉语中,除了话题成分可以前置外,其他许多成分都可以通过移位的方式来实现主位性前置的目标(朱德付,2013)。AD患者和健康老人(各 20 人)语料中前置主位对比情况见表 6-5。

表 6-5　AD 患者和健康老人前置主位对比结果

组别	前置主位平均句数	出现频率最高的前置主位
AD 患者	15.38	那、那个他、这个、他
健康老人	27.05	那个人、这个凳子、然后、这么、另外

对比结果显示,患者语料中出现频率最高的前置主位是"那",健康老人语料中使用的频率最高的前置主位是"那个人"。从主位前置和信息结构的关系来看,"他""那个他"属于称呼,表示人际意义;"那"是话题成分,表示概念意义;"然后"表示语篇意义,具有承上启下的作用;"这么、还有、然后、另外"也具有语篇功能。

① 患者:

——啊这个,凳子只有三条腿,要跌下来了呀。

② 健康老人:

——踩在椅子上的小男孩眼看着就要摔下来啦。

我们注意到,若汉语中多个话题前置,必须处理好它们与述位之间的逻辑关系和语法关系:第②句语义明确,容易理解,话题中心语是小男孩,描述的动作是即将摔下来。第①句分析起来较为复杂，开头"啊"表人际意义，"这个"指代并不明确，"凳子只有三条腿"和后面的"要跌下来了呀"逻辑关系不明，句子意思应为"小男孩要跌下来了"。

因此，第①句不是正确的语句，"小男孩"不能省略，否则容易产生误解。研究发现，AD 患者由于认知能力下降，语义判断能力较弱，在语篇建构的过程中容易发生主位残缺的现象。在语料中，我们还发现较多类似的句子，患者在运用复句时会更多地省去重复的主语，采取简化的策略。但是有时前后分句的逻辑关系不够紧密，构不成主语省略的条件，因此会使话语产生歧义。下列句子均来自 AD 患者话语：

① 是件好事是吧。
② 这样一来，他就看不到那个了。
③ 那时，他正在开着那个。
④ 没有那就没有了吧，不管它了。

像这样的句子如果缺少语境，就很难被理解。对于健康人的话语，只有在说话人关系十分亲密的情况下，会话双方都有一定的语用预设，才会出现这样的语句。例如：

——涨了么？
——哎妈，又跌了。
——走势怎样？
——套牢了。

（谈论股票）

以上话语来自一对健康老人的对话，由于两人非常熟悉，有共同的炒股爱好，因此双方具备语用预设，话语简单但蕴含的信息量丰富。总的来说，健康人的语句更为灵活，句式变化较多。此外，汉语中也存在大量主从复合句。一般来说，正常语序中从句往往在前，主句置后，当说话人需要实现某种话语功能时，将主句前置，就成为标记主位。例如以下几例健康人话语：

① 只要明天不下雨，我就去车站接你。
② 她总向你嫣然一笑，当你跟她对视的时候。
③ 要么是在开会，不然他肯定接你电话。

由此可见，汉语中主位前置和信息结构存在一定的辩证关系，即前置主位信息往往会被"旧化"处理，作为背景，凸显述位部分的"新信息"，表达说话者的情感和态度，实现特定的语用效果；或者原主位部分的信息内容被"焦点化",强调"人或事物及事件运动和发展的状况"(朱德付,2013)。

6.1.5　小结

以上讨论了汉语标记性主位的三种情况,健康人标记性主位的使用频率高于 AD 患者,在主位选择上,两者均倾向于使用名词词组,但健康老人对主位表征的复杂度要远高于 AD 患者。

作为小句的基本成分,主语、主要动词/谓体和补语组成典型的小句结构,由于英语语言结构的差异,英语小句的补语一般位于主要动词之后,在受事补语主位化的过程中,需借助助动词变成被动句或使用强势主位结构,而汉语不需要,因此汉语补语更容易具有主位功能。

AD 患者在主位的选择上复杂性不高,倾向于选择对认知能力要求不高的处理方式,这可能与他们的语义资源衰减和工作记忆载荷受限有一定的关系。

6.2　主位和述位的推进模式研究

主位推进模式是基于篇章语言学理论发展而来的。篇章是指一段有意义、传达一个完整信息、前后衔接、语意连贯、具有一定交际目的和功能的言语作品(郑贵友,2002)。在篇章中,所有的句子都不是孤立存在的,都是处于一个上下衔接、前后连贯、主题统一的表述整体中,因此,前后句子的主位和述位之间既有联系,又有发展(陈振艳,2020)。紧扣一个主题下的若干句子通过不断调整"主位与主位""述位与述位""主位与述位"之间的联系,推动语言表达向前发展。胡壮麟和朱永生(2005)概括了 4 种英语主位推进模式,即放射型、聚合型、阶梯型和交叉型。郑贵友(2002)通过对汉语句子进行"实义切分",归纳出 7 种汉语篇章的主位推进模式。本节结合单图描述(偷饼干的贼)和故事复述这两个任务,对 AD 患者和健康老人在主位推进模式方面的异同做进一步对比。

研究发现,AD 患者在发病的早期,话语中就存在"话题骤转"的现象,患者由于语言资源的损伤,在选择主位时,提取名词性语言资源困难;患者普遍记忆力下降,对先前表述的事件回忆困难,难以保持话语主题的一致性,从主位分析的角度而言,患者存在主题连贯缺失、不自觉地转移话题的现象,导致言语交际对象无法理解患者的交际意图。由此可见,研究 AD 患者话语主位模式的推进方法,有助于评估患者名词性语言资源缺损情况,考查患者话语展开过程中主题是否连贯,进而考查患者语义与工作记忆之间的联系,有助于分析患者建构语篇的衔接链。一般认为,衔接中的"照应"是 AD 患者容易出现故障的方面(赵俊海,杨炳钧,2012)。

语料统计结果(表6-6)显示,在线性主位推进模式方面,AD 患者和健康老人的话语大致相似,均倾向于使用线性主位推进的模式,不存在明显的统计差异,建构话语的基本逻辑关系逐渐呈直线发展的趋势,健康老人的话语构成略复杂一些,有少量交递模式出现,但总的来说,话语的微观结构均趋于简化,前置状语主位、补语或其他成分倒置的句子不多,句法上均缺少变化。

表6-6 患者组和健康组线性主位推进模式统计结果

组别	人数/人	话语总数/句	线性主位数量/个
AD 患者	20	429	76
健康老人	20	483	56

AD 患者话语:
——她这个洗的有咖啡杯啊盘子啊。
——这个厨房倒是很干净。
——她,这样子这个水喷得到处都是。
——她还穿着围裙拿个抹布在擦。
——擦这个盘子。
——好像在想心事的样子。
——小孩子在这里。
——这样子她都不知道。
——水溢出来她也不知道。

健康老人话语:
——好像是像妈妈的人,在洗碗。
——但是她不知道水龙头……
——这个水池的水已经漫到地上了。
——我不知道这个妈妈在想什么东西。
——作为妈妈,一个监护者来说,十分大意。
——她水池子里的水都漫出来了都不知道。
——小孩子爬这么高,这么危险。
——她还浑然不知。

——我不知道这个妈妈在想什么东西。

患者话语中,主位的推进多以直线平行模式为主。即以第一句的主位为主位,而各句的述位分别从不同的角度对同一个主位加以表述。健康老人的话语构成略复杂,除了直线模式推进外,还有少量变体。

为了进一步研究两组被试人员在主位推进模式方面的差异,采用复述故事《丑小鸭》的方法对两组被试人员进行研究(表6-7)。

表6-7 患者组和健康组重复性主位推进模式统计结果

组别	人数/人	话语数(均值)/句	重复主位数量/个
AD 患者	20	30.70	17.23
健康老人	20	36.74	15.51

结果表明,在线性主位的选择方面,患者多使用人称代词"它、它自己、那个小它"等,而且重复出现的频率非常高。有相当数量的语料显示,患者在主语前添加了不必要的代词,这表明很多 AD 患者在早期就出现语言资源储备不足,在词汇的提取方面可能存在困难,语义记忆的工作效率方面受到影响,在语篇的组织上无法将新、旧信息通过一定的语言结构进行排列,信息呈现较为散乱,所以不得不采用重复、沉默、最少反馈等话语策略。以下几组语料虽然不能全面、完整地反映患者的线性和重复性主位推进模式,但是可以了解患者构建语篇的一般特征。

一例轻度 AD 患者:

一只天鹅蛋(T1)/出来了(R1),但它/出生在鸭群里。因为这只小天鹅/长得很丑,所以它/没有被鸭妈妈接受,它/被人嘲笑,它/因此觉得很自卑,因为自己/长得那么丑,丑小鸭/后来只好逃走了。后来它/遇到了一只狗,但那只狗/只是闻闻就走了,它/暗自庆幸,"我/丑得连狗也不咬我了!"。丑小鸭/自己长得丑特别难过,它/还遇到了很多麻烦。后来,三只美丽的白天鹅/从树林里一直游到面前来,它/非常难过,它/自卑地低下了头,但它/看到了自己的影子在水里,它/已经变成一只天鹅啦!

约2分钟的录音材料中,停顿、同义重复、自我修正、无实义填充语现象有122处。经过降噪处理后可见,AD 患者多倾向于使用话题主位、无标记主位,语篇平铺直叙,语句短小,很多句子都以第一句的主位为主位,或以上一句的述位为主位,是典型的线性主位推进模式。患者多次使用人称代词"它",且重复使用的频率较高,语言匮乏,缺少修辞手段。这表明患者在词汇的提取效率方面可能存在一定的缺陷,也就是语义记忆的工作效率受到了影响,从而不得不采用重复的策略。

健康老人:

一只天鹅蛋(T1)/在鸭群里破壳而出(R1),因为这只小鹅/长得一点也不好看,所以它/没有被鸭妈妈接受。农场里其他的鸡鸭们/都欺负它,嫌弃它,啄它。喂鸡的女佣人/也用脚踢它。丑小鸭/受尽了委屈,只好偷偷地飞过篱笆逃走了。走着走着,一只猎狗/看到了它,但那只猎狗/只是闻闻并没有吃它,它/暗自庆幸,"我/丑得连猎狗也不敢咬我了!"。后来丑小鸭/又来到一个农家小屋,因为它/不能像母鸡一样下蛋,也不能像小猫一样拱起背发出咪咪的叫声,只好继续流浪。后来到了春天,三只美丽的天鹅/从湖面迎面游来。丑小鸭/不禁感到一阵自卑,它/难过地低下了头,但它/在水里看到了自己的倒影。一群孩子/围着它,看,多美丽的天鹅呀! 它/不再是丑小鸭了,它/已经变成一只天鹅啦!

健康老人的文本容量比患者的稍大,语篇的建构主要采用交叉型推进模式,即后一个句子的主位和述位与前一个句子的主位和述位相互交叉或部分交叉,语篇焦点按照"丑小鸭—农场其他动物—丑小鸭—猎狗—丑小鸭—三只天鹅—丑小鸭——群孩子"的交替模式展开,焦点不断转换,主位频繁更迭,拉大了语义连贯的空间距离,主位和述位之间既有联系又有发展。可以看出,健康老人构建语篇的主位推进模式对理解和认知的要求稍高,传递出来的信息更完整、充分、有意义。

综上所述,不同的语言形式和内容对应不同的语言功能,对主位/述位的选择不同,传递的意义和功能也不同。无论是 AD 患者还是健康老人,他们的话语展开方式和信息分布模式均存在区别,先前的研究证明 AD 患者普遍存在记忆损伤,导致词汇提取困难、记忆遗忘,因此,在构建语篇的时候倾向于使用"同义重复"的策略,造成 AD 患者话语中最明显的特征之一就是信息冗余,最多的就是无实义填充语。这一发现从侧面证明了 AD 患者确实在语义加工和信息的呈现方面存在某些缺陷,如信息累赘,降低信息传递的效率。与 AD 患者不同的是,健康老人语篇推进时常出现复项主位和复杂主位,主位述位交递推进,语言形式更丰富多变,传递的信息更详细、生动、具体,这可能是患者和健康人在语篇功能方面较为明确的区别性特征。

此外,汉语重意合,没有明显的形式标志,因此汉语中"形断意连"的现象较英语中多,人们在建构语篇的过程中,受交际原则、交际动因的制约,主位、述位常常会被省略,导致主位推进模式的变异更难以判断。但是我们也应看到,无论是 AD 患者还是健康老人,他们的话语均呈现出简化的趋势,在图片描述和故事复述的任务中均倾向于使用简单的句子结构、简化的篇章布局方式来呈现信息。

6.3 语篇的衔接与连贯研究

语篇的衔接与连贯研究有助于增强语言的阐释力,能阐明说话者输出的某种语言在整个语篇谋篇布局中的认知过程。同时,语篇研究涉及的其他相关研究,如大规模语料分析处理、社会语境研究、心理学的认知模式研究等手段的发展也促进了语篇研究的发展。对语篇衔接与连贯处理的认知信息加工法已被应用于认知心理学、社会心理学、人工智能、教育等多个领域,尤其是在中小学课堂,有关语篇研究的成果已被证明可以有效地提升学习者的口语和写作能力,通过语篇衔接手段的训练,如有意识地加强对替代、指称、省略、连接等衔接类型的训练,学习者能更清楚地表情达意,取得更好的社交效果。将语篇研究的成果应用于恢复和提高言语失调患者的语言理解能力和交际能力,也是言语矫正工作者们所热衷的。语篇的衔接与连贯是系统功能语言学与临床语言研究结合最紧密的部分,已经渗透到诸如失语症、帕金森、自闭症等言语失调患者的话语分析中,显示出其在临床语言研究中的独特应用价值。

Dijkstra 等(2004)研究表明,健康老人在语篇的整体衔接、连贯、话题维系等方面表现要优于 AD 患者,健康老人和患者在局部连贯方面不存在显著差别。赵俊海(2012)研究表明,在轻度病情阶段,句与句之间的连贯比起整体连贯对认知资源的占有不是特别多,信息的持续激活就更为容易,因此做到局部连贯比整体连贯就更轻松一些。就话语的损伤方面而言,患者组和健康老人组在所有指标上都存在差别,患者的语言呈现出模糊性、任意性、不完整性及重复性高的特点,在时间连贯、照应衔接方面的错误明显多于健康老人,话题的骤转现象更为显著。该研究的不足之处是,未能明确界定 AD 患者所处的具体病情阶段,是轻度、中度还是重度,因而结果较为片面,不能准确反映特定阶段患者的话语衔接和连贯情况。同时,上述语料主要是基于母语为英语的 AD 患者,并未涉及汉语 AD 患者,鉴于不同语言语法结构的巨大差别,研究结论并不具备普适指导意义和价值。另外,Dijkstra 等的研究采用的话语模式为患者与护理人员的对话,虽然研究者对护理人员在对话中的角色做了明确界定,要求护理人员仅仅使用辅助性话语并尽可能少地参与对话,以便更充分地收集患者语料,但此类话语的语境真实性值得商榷,采取叙述性话语或目标指向性话语可能更为合适。此外,由于阿尔茨海默病呈进行性发展趋势,因此在对患者的话语进行分析时,应准确定位患者所处的病情阶段,从而有利于发现患者的语言损伤情况,并做预测性分析,以便对患者的语言功能与病情发展建立密切联系。

Ellis(1996)发现,随着 AD 患者病情的发展,患者的话语会呈现出语法欠缺或不成熟,具体表现为话语主要为词汇驱动而非语法驱动,话语缺乏语法上的必要构成成分,到了中后期,患者话语的首要特征是词汇驱动,类似于个人语言发展早期的特征,如儿童语言的发展特征或是操混合语者的语言特征。随着患者在交谈中无法保持话题的连贯性,并且大量使用指示词,句式结构多为联合句而非嵌入句,词汇出现缺失,无关话语增多,话语结构缺乏关联等,他们生成连贯话语的能力急剧下降(赵俊海,2012)。据此可以推断,患者掌握参与有效交际的必要语言资源的能力在不断下降。从语言学的角度来说,句子的语法性在本质上对话语的衔接起重要作用。分析患者语料发现,话语主要依赖词汇衔接,缺少语法衔接,这就解释了为什么在阿尔茨海默病后期患者话语出现语法特征的缺失,从而导致交际困难。因此,在与 AD 患者的交流和日常护理中应注意使用一定的辅助策略和语言技巧,创设有利于患者的交流情景,并探索一些能够促进交流成功的干预措施。总而言之,基于系统功能语言学的 AD 患者话语分析具有坚实的理论基础,但是单一的理论难以有效指导临床话语分析和言语康复诊疗,在临床话语研究的过程中要综合运用多种理论,扩大研究对象,进行更深入的研究。

6.3.1　词汇衔接与语篇连贯的研究

语篇是具有信息度的语言单位。信息的意义和语言的形式需要通过衔接和连贯连接成语篇。本节通过语篇衔接机制中的语法、词汇、音系等要素来分析 AD 患者的语篇,阐明语篇的衔接手段与具体连贯机制。分析发现,早期的 AD 患者和健康老人在个人阐述部分基本都能达成语篇的连贯,在问答机制上也形成有意义的衔接。语篇是语言意义展现的最大单位,语篇的连贯性是通过各种衔接手段达成的。笔者在采访河南新乡 AD 患者养老院的过程中搜集到大量的语料,包括患者个人描述图片、复述故事、与护理人员互动等,通过语料发现,一定数量的隐匿期患者阐述个人观点的语篇在连贯性方面已经出现了较多的问题,在与对方的语篇衔接中也存在许多跳跃转换。

Cohesion in English 中第一次将"衔接"定义为语篇中一个语言成分与可以阐释它的其他语言成分之间的意义关系（Halliday，Hasan，1976）。Hoey（1991）认为，衔接是将语篇中的一个句子与它前后的句子联结起来的一种方式或手段，语篇就是依据句子中的各个部分构建而成的，人们需要依靠周围的句子达到理解这些部分内容的目的。苗兴伟（1998）指出，衔接是一种语义关系，它在语篇中具体表现为语法手段等形式，在分析衔接手段时应该与所要表达的语义相结合。Halliday 和 Hasan 最早把衔接分成语法衔接和词汇衔接，语法衔接有照应、替代、省略和连接四种类型，词汇衔接也有重复、同反义、上下义、局部—整体关系和搭配四种类型。胡壮麟（1996）在 Halliday 功能语言学基础上对衔接做了深入研究，并在《有关语篇衔接理论多层次模式的思考》一文中对衔接的分类及相关论述进行了补充。张德禄和刘汝山（2003）根据实际语言材料呈现出来的特点，把语篇衔接手段分成显性衔接手段和隐性衔接手段。屈承熹（2006）根据汉语自身的特点把语篇衔接手段主要概括为动词、副词、句末助词、话题链等。

本书采用 Halliday 和 Hasan 对衔接的划分方式，对患者话语的指称、替代、省略和连接这四种具体的语法衔接手段进行分析。肖奚强（2001）认为，指称是一个语言成分与前文或后文的另一语言成分表示同一人或物的一种语言现象。指称又叫照应，汉语中一般通过名词、代词等与指称对象的呼应来衔接语篇。指称主要包括人称指称、指示指称和比较指称。对人称指称的理解，英语学界多认为用人称代词来指称，而汉语界则理解为名词、代词和零形式都具有指称功能（殷小梅，2020）。替代是指用关系和意义相近的词来替换其他的词、词组、从句或语境中的其他成分（马明艳，2015）。这是一种语法关系而不是语义上的联系。省略是指在语篇中没有出现的词语一般可以在其他地方找到（马明艳，2015）。省略可以有效避免赘述冗余，也符合汉语表达经济性的原则。人们在日常工作中常会听到一个人对另一个人说"辛苦了！"另一个人则回答"应该的。"从这个对话中，可以看出两个人都对输出的语言进行了简化，即省略了主语和宾语。其中缺省的两部分并未对双方的理解造成影响，这既使得语言简练，又能被双方认知理解，起到很好的沟通效果。

结合患者语料中存在的言语失误，从因果连接、转折连接、并列连接、递进连接、时间连接这几个方面具体考查 AD 患者语篇连接手段的使用情况，结果见表6-8。

表 6-8　AD 患者与健康老人话语衔接与连贯对比研究

研究范围	AD 患者话语中存在的问题	健康老人话语特点
衔接、连贯手段	缺乏衔接词;多次使用同一个连词,如"然后";话题骤转、反复、前后矛盾、指称误用、无关话语增多	有衔接词、主题有一致性、无话题骤转、有逻辑意义、指称使用较为合理
话语明晰性	语言不够流利、信息冗余、无意义信息增多、言语空洞、焦点模糊	信息量适中、意义表达较为清晰、话语大多能保持简练
话语损伤	命名障碍、动词或名词的缺失、不完整语句、代词误用、空语、大量使用不确定指示词、交谈中伴有模仿言语、有的患者甚至不能主动输出句子	找词不存在困难,语句较为完整、语法结构保持较好

从本次采集到的语料来看,健康老人的话语中使用了许多衔接手段,这些衔接手段对各个小句之间及整个语篇的构建和衔接起到了十分重要的作用。健康老人的语料不存在话题骤转现象,基本能够保持话题的一致性,说明健康老人在语言流畅性、注意力、工作记忆方面的确优于 AD 患者,话语的照应基本不存在问题,话语损伤的各个表征范畴(重复、空语、模糊语、不完整语句和代词误用等)几乎没有明显表现。

6.3.2　从语法角度看文本中的衔接机制与连贯性

本书中涉及的患者语篇方面的各类语蚀和语障,不包括正常人偶发的、能自纠的"临时失态"现象。顾曰国(2019)认为,人们用母语交际的整个过程大部分是在潜意识情况下瞬间完成的,同时在潜意识情况下进行实时监控,一旦发现错了,即语误,还会立时纠正。"临时失态""嘴边失言"等现象在生活中极其常见,有研究者通过语误日记方法调查发现,平均每人每周会有一次,平均每人每年在 52 次左右,老年人每年平均达 100 次左右(Schwartz,2002)。这类情况在本书中均不作为失语处理。从语法角度看,AD 患者在发病早期就已经出现漏用或误用指称、省略、替代和连接的衔接手段,进而影响话语的质量。

6.3.2.1　指称研究

从符号学的角度看,指称可以采用语言的手段,也可以采用手指、目视等非语言手段。胡壮麟(1984)提出,常见的指称手段有人称指称和指示指称。

汉语中的人称指称常见的有"我""我们""你们""他"等,"人家"也可用作泛指或特指。例如:

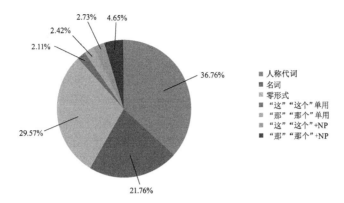

图 6-3　轻度 AD 患者语篇中指称使用情况统计图

　　人称代词在语篇中的分布受人物、情节、语用等因素的制约,连接性是判断人称代词出现的重要因素(Li C H, Thompson S A,1979)。语篇中两个小句的连接性越低,在第二个小句中出现人称代词的可能性越大。例如以下语料:

　　健康老人(庄＊＊,江苏宿迁人,63 岁)

　　阿黄躺在瓜棚边的草垛里,毛色杂乱,和枯草融为一体,旁人你不注意根本看不到。作为看家护院的土狗,它的戒备心很强,对陌生人非常凶狠。听说它为了保护主人的财产,已经咬了好几个贼子了……

　　这个健康老人的语段共有三个语义层次,连续性不是很强,因此,在后面两个小句中都使用人称代词"它"回指前文的"阿黄",保证了语篇的语义连贯性,形成了一个紧密的回指链。这种回指使得小句与小句之间在结构、语义上联系紧密,整个语篇形成一个整体,容易让听者理解话语信息和内容。

　　但是,前文出现过的人或物,在语篇延续时不一定都要用代词指称,也可以用名词形式或名词短语进行指称(黄南松,2001)。从语义明确性的角度看,名词指称的语义明确度比人称代词和零形式高,最容易让读者明确所指称的内容。例如,采访人员对 AD 患者说:"请大家听我指令,在以下水果中找出橙子。橙子是一种黄色的水果,圆圆的……"这句话中使用了名词指称,语义明确,能让患者容易理解并执行指令。名词指称直接指向所代表的事物,不需要通过认知的转换,而人称代词和零形式指称均有通过两步到三步的认知转换(殷小梅,2020)。AD 患者记忆力下降,大脑记忆容量有限,可以预知患者使用名词指称的频率肯定较正常人高,我们把健康老人的话语和 AD 患者的话语在名词指称使用方面做了对比(表 6-10)。

表 6-10　健康老人与 AD 患者的话语在名词指称使用方面的对比

健康老人名词指称使用情况		AD 患者名词指称使用情况	
名词指称数/次	占比/%	名词指称数/次	占比/%
133	15.92	351	21.76

该统计结果表明,健康老人的话语中名词指称方式出现了 133 次,占比 15.92%,使用频率较人称代词指称和零形式指称低。相比之下,AD 患者话语中出现名词指称的频率较高,出现了 351 次,使用频率达 21.76%,存在较多不必要的重复和啰唆。例如:

轻度 AD 患者(张××,江苏扬州人,67 岁,女)

<u>丑小鸭</u>游过结冰的湖面,然后<u>丑小鸭</u>看到三只白天鹅来了,<u>丑小鸭</u>自卑地低下了头。

由于患者记忆力下降,语言资源提取困难,在复述故事时反复使用"丑小鸭"这一名词指称,语句缺少变化,多次重复,给人以词汇匮乏、苍白无力之感,整个语篇的连贯较为生硬。在健康老人的话语中,有时为了追求语义的明确性,会过度使用名词指称方式表示强调,但这种现象出现的频率并不高,两者之间有截然差别。

在汉语语篇中,如果话题链的语义跨度比较大,那么人们倾向于使用名词指称,与靠近先行词的指称成分相比,与先行词距离较远的指称成分一般需要更明白的表现形式,名词指称的运用可以弥补由于距离阻隔而造成的信息衰减(陈平,1987)。零形式指称的基本概念是指在语篇中应该出现的指称词被省略了。当前文先行词出现后,后文再次提及所指称的事物时,从语法格局上看应该出现指称的地方没有出现相应的词语表现形式,但在语义上可以进行相应的填补,即语法上空位但语义上不空位的形式,我们将此种指称方式称为零形式(殷小梅,2020)。此次对患者的语料统计中,零形式出现 477 次,占比 29.57%,在三种指称方式的使用中所占的比例排在第二位。健康老人的话语中零形式出现的频率较高,总共出现 729 次,占比 40.82%。再看一组语料:

健康老人(明**,广西人,62 岁,男)

( )打扫干净堂屋,<u>李婶儿</u>就开始忙着烧水、捡菜、洗鱼,( )给一大家子人张罗午饭。<u>一只大橘猫</u>就静静地蹲在房梁上看着,( )等待李婶儿倒出来的剩饭剩菜。

该句多次使用零指称,但都属于正确使用的范畴,虽然没有相应的词语表现形式,但是健康人在语义上能够进行相应信息的填补,不会造成理解困难,因而总体来看,健康老人的话语中零形式出现频率较 AD 患者略高。

此外,话题链是由具有共同话题的在语义上密切相关的一个或者几个小句组成的,零形式的出现与话题链密切相关。在语义关系密切的同一个话题链内部,当后文需要指称前面出现过的人或物时,倾向于用零形式指称。当一个新的话题链开始时,倾向于使用代词或名称形式(屈承熹,1996)。本次统计中,健康人话语中的零形式指称的使用比例在所有指称使用中排行第二,也说明汉语中零形式是人们较常用的指称方式(殷小梅,2020)。零形式指称由于没有具体的表现形式,不受句法限制,读者要准确理解语义信息就必须依靠语境。因此在构建语篇的时候,零形式与同指的人称代词和名词的距离要尽量靠近,之间避免插入较长、较复杂的其他成分,以免削弱小句之间的延续性。比如,

中度 AD 患者:(臧××,河南人,62 岁,男)

俺看见那个,<u>那个他</u>,气呼呼的,他朝着路边的<u>石子</u>就踢。俺姐他们吃着饭,到中饭时间了,边吃边说话,他有说有笑的。<u>小石子</u>泛泡泡,全是泥。

该患者的显著缺陷是语句不完整,患者使用指示词"那个他"来指代事物的现象也表明其存在词汇提取方面的缺陷。此外,该患者的话语还存在信息冗余现象,话语中零形式、人称代词、名词之间的距离较远,其间还有一些插入语,削弱了小句之间的延续性,让听者难以理解,造成交际困难。患者输出的几个小句之间,以及整个会话的情景、任务均没有什么关联,由此也表明患者大脑工作记忆损害,处理当前语言信息时存在工作记忆受累、在信息加工和储存临时信息方面效率降低的症状,影响对语言的整体理解和认知,难以对自己的话语进行有序组织和连贯操控,使听话者产生困惑。

汉语没有复杂的形态变化,但拥有丰富的语法表达形式,更多受到语义和语境因素的影响,因此语篇的衔接和连贯也较多使用意合的方式,因此零形式这一指称手段出现的频率也较高,这也是汉语特有的指称形式。一般认为,零形式的出现条件限于同一话题链内部,语义关联度高的小句之间(陈平,1987)。统计结果表明,AD 患者误用零形式指称造成表意不清的现象较多,本次搜集到的患者语篇中零形式共出现 477 次,手动筛选出错误用例 259 次,错误率为 54.29%。以下是几个例子:

——我自己会,然后,然后就是( )从到现在一直在家,我怎么说他都

不动。

——不晓得哎,吃住都好呢,蛮好,我和他舅一起去了那里,所以( )几乎惯了。

——啊,嗯,我们两个一起去的,但是( )突然接了电话,急事吧,后来( )就先走了。

——我和她都买了个半截袖的,如果还有好看的,( )也想再买一件。

如例中所示,连词之后应加上人称代词指称,才不会因为话题链的转变而造成语义关系的断层。总之,AD 患者在此类指称的运用上存在着较大的问题。对比把健康老人的话语和 AD 患者的话语在零指称方面的使用情况,结果见表6-11。

表 6-11　健康老人与 AD 患者话语在零指称使用方面的对比

健康老人零指称使用情况			AD 患者零指称使用情况		
指称使用数/次	占比/%	使用错误率/%	指称使用数/次	占比/%	使用错误率/%
729	40.82	5.41	477	29.57	54.29

对比两组被试人员语料中零形式使用的频率不难看出,与大多数健康老人语篇相比,AD 患者在零形式指称使用频率上差距比较大,存在着零形式使用不足的问题,且零形式指称的错误率也较高。零形式的使用取决于具体的语用功能,零形式的缺乏容易造成语篇的重复和不连贯,多余则造成表意不明和理解上的干扰(段斯琦,2019)。总的来说,AD 患者出现较多的错误可能是由于患者的语法能力、记忆能力下降,在信息加工过程中无法避免语义模糊造成的。

(2)指示指称

指示指称是说话人通过指明事物在时间和空间上的远近来确定所指的对象(胡壮麟,1994)。在汉语语篇中,指示指称的表现形式主要有"这、那"单用、"这边、那边"组词、"这边、那边 + NP"三种形式(殷小梅,2020)。已有不少学者对"这""那"指示指称的语篇功能进行了研究,其中曹秀玲(2000)从认知心理学的角度分析了"这、那"在汉语语篇运用中呈不对称分布的原因。本次统计发现,两组被试人员的指示指称使用频率远远低于人称指称。在健康老人话语中,指示指称绝大部分以"这、那 + NP"和"这、那"组词的形式出现,"这、那"单用使用少,而 AD 患者话语中"这、那"单用、误用的频率较高。

健康老人:这次可真悬呐,眼瞅着孩子掉锅里了,这要命的时候,我立即

根据统计表绘制圆饼图(图6-4),可以看出:

第一,AD患者语料中人称指称失误最多,其中零形式指称误为人称代词指称偏误较多,该用零形式指称的地方误用成了人称代词指称,不仅使语言显得重复啰唆,而且切断了小句与小句之间的紧密联系,从而使整个语段和语篇连贯性不强。例如,以下两句均来自轻度AD患者语料:

① 我姓王,我来自河南,我今年71喽,我有一个哥哥,我退休在家……

② 哎妈,我的包呢? 我的包里有很多卡和钥匙,唔,我的包可能是丢在吃饭的地方了,我要去找我的包……

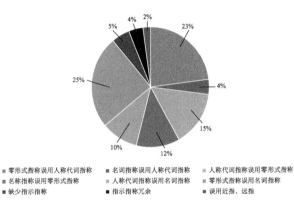

■ 零形式指称误用人称代词指称　　■ 名词指称误用人称代词指称　　■ 人称代词指称误用零形式指称
■ 名称指称误用零形式指称　　■ 人称代词指称误用名词指称　　■ 零形式指称误用名词指称
■ 缺少指示指称　　■ 指示指称冗余　　■ 误用近指、远指

图6-4　AD患者指称使用错误示意图

健康人在组织话语时,如果话题不发生转变,那么主语通常省略,即用零形式作主语的现象更为常见。在同一话题链内部,后面一个小句趋于使用零形式,而当一个新的话题链开始时,第一小句主语倾向于使用代词(董一灵,2007)。患者话语中零形式误用的情况较多:第①句属于同一话题链内部,如果把后面几个带下划线的人称代词指称改为零形式指称,则小句之间的衔接显得更为紧凑,语义更流畅。第②句在定语位置上本应该使用零形式指称,而使用了人称代词指称。句子中反复多次出现"我的包","包"前面加上表示领属关系词"我",显得啰唆多余,应该省略。在汉语中作定语的代词并不是能用则用,而是常常省略,属于语用"经济性原则"。在患者语料中,领属关系代词误用的现象比比皆是。现代汉语普遍认为,如果在同一话题链内部小句中的人或事物从属于出现的话题所表示的人或事物,小句中表示人或事物前面的定语应该省略,即使用零形式,不影响语意的理解。此外,在表示与文中"我"有着某种特殊关系的,比如亲属、朋友等,一般只在题目或文章开头交代

一下领属关系即可,后文中在定语位置采用零形式(殷小梅,2020)。

第二,将名词指称误用为人称代词指称,这一类偏误主要是由于患者语言资源贫乏,过于简单而造成的。例如:

AD患者:我出门后忘了带钥匙,钥匙、钱包,什么都没带,哎,那谁,<u>她</u>人特别好,我很感谢。

健康老人:我们四个去××饭店小聚聚,没有提前预订,包厢都满了,后来遇到一个<u>老熟人</u>,帮我们要到一个大隔间,真是太感谢了,他真够意思。

一般认为,在汉语中,当初次提及某事的时候,说话人倾向于使用名词形式,因为名词形式的语义非常明确。上句中前后句子语义相距较远,前一句叙述忘带钥匙,后一句提到有人给他提供帮助。使用人称代词指称容易让人不清楚指代的对象,造成理解上的模糊。对比健康老人,他们在新的信息中多使用名词,语义明确度高,指称更加明确。

第三,零形式指称漏用现象,是AD患者使用零形式指称过程中经常出现的错误。在语料中出现较多无主语句,这些句子指示不明,容易造成歧义,给交流双方带来理解困难。这些错误用法可分为两大类:一种是将人称代词指称误用为零形式指称;另一种是将名词指称误用为零形式指称。人称代词的表意明确度比零形式高,但是零形式的可及性比人称代词高(廖秋忠,1992)。认知语法理论认为,零形式一般在语义关系紧密的同一话题链内部才会出现。当话题链转变时,如果在应该用人称代词的地方误用了零形式,则会导致语篇出现断层现象,表意不清(廖秋忠,1992)。请看一组语料:

中度AD患者(张＊＊,77岁,女,江苏省苏州人)

回乡下去,如果( )在的话,( )也来看我啊,( )出去的都没有……

吃过饭了啊,小他送的,还有包子,我们一起吃的,( )吃了一大碗粥……

括号处表示缺少人称代词。不同话题链之间倾向于用人称代词指称,所以患者话题链的转变造成语义关系的断层,而健康老人的话语中,除了正确使用的人称代词之外,还有诸如"但是""可是""然而""于是""不过""因为"等出现频率较高的连词,使语义发生转折,再配合适当的人称代词以加强语义的衔接,句式更加灵活。

第四,在患者语料中,名词指称误为零形式指称这一类误用出现的频率相对较少。与人称代词指称误为零形式指称一样,名词指称误为零形式指称容易造成表意不明、语意模糊,在此不赘述。接下来考查患者名词指称使用错误的情况,名词指称误用主要指的是患者过度使用名词而产生的错误,一

类是人称代词指称误为名词指称,另一类是零形式指称误为名词指称(廖秋忠,1992)。例如:

轻度 AD 患者(廖＊＊,河南省郑州市人,81 岁,波士顿命名测试 2 分)

(a)后来呢丑小鸭就跑啊跑,(b)丑小鸭跑到农场里看到一只猫,(c)猫就把猫背拱起来,(d)猫发出咪咪的叫声,(e)问丑小鸭能不能也发出咪咪的声音。(f)但是它不会呀,只好走了。(g)大家都欺负丑小鸭,(h)向农场外面走去。

这个语段可以分为两个话题链:丑小鸭构成一个话题链,猫构成另一个话题链。这个语段中"丑小鸭"和"猫"的指称链条表达分别如下:

丑小鸭:a　b　f　g　h

猫:c　d　e

人们在构建语篇的时候,一般在开头引进事物,指称的建立趋于用名词形式,如例句中开头出现的"猫",交代了故事情节涉及的人物。若名词指称形式已经建立,那么在接下来的叙述中,为了避免重复,人们倾向于采用人称代词或零形式延续指称的事物。"猫"在话题链内部一直使用名词指称,该使用零形式而未用,削弱了话题的延续性,因此,c、d、e 小句的名词指称"猫背""猫",应改为"它"。b、g 小句中的名词指称"丑小鸭",应改为"它"。究其原因,可能是由于 AD 患者记忆力下降,在回忆和表述信息的时候,反复使用名词指称帮助自己建立信息点,缓解语言表述的压力,在大脑中梳理每个信息点之间的逻辑关系。健康老人话语中,零形式指称误用人称代词的现象较少,这是因为健康人言语中的指向表达遵循"逐步简化、抽象化"的原则,即"在一个语段中沿着同形到局部同形再到异形的过渡,也就是说在一个段落里某一指称形式出现以后,后面就不大可能使用更为复杂和具体的指称形式"(廖秋忠,1992)。

第五,人称代词指称误为名词指称偏误容易导致语篇累赘,对于该用零形式指称的地方而使用了名词,会让语篇结构松散而缺乏连贯(殷小梅,2020)。零形式指称误用为名词指称出现频率也较高,例如:

① 食堂的饭菜可好,食堂有鱼有肉有菜汤,食堂还有水果。

② 天气渐渐热起来了,我买了几件夏天的衣服,她买的半截袖和我的半截袖是一样的。

在同一话题链叙述中,后面的小句倾向于使用零形式指称,或者人称代词指称与零形式指称交替运用,通常不会重复使用名词指称(屈承熹,1996)。

虽然名词指称的表意清晰,但是容易使小句之间的连续性变差。上述两句中名词指称过多重复,下划线部分的名词都可以改为零形式指称。造成此类偏误的原因可能是名词的可及度低,表意清晰,患者频繁使用名词也可能是短时记忆能力下降造成的。

第六,对轻度 AD 患者语料中出现的指示指称失误进行观察,发现指示指称失误出现的次数不多,占错误总数的 11%。存在的使用错误主要有缺少指示指称、指示指称多余、近指和远指混用。从统计数据来看,出错频率最高的是缺少指示指称。缺少指示指称容易造成语句的重复、小句与小句之间语义的脱节。例如:

轻度 AD 患者(高××,男,南京六合人,83 岁)

① 玄武区有个<u>红山动物园</u>,<u>红山动物园</u>是南京的重要风景区。

② 我在<u>南京</u>工作的时候,车也很多,人也很多,所以每天都有堵车之类的事情,<u>南京</u>上下班不太方便,自己开车也不方便。

③ 她说没事就多来<u>她家</u>坐坐,所以我来到<u>她家</u>,我要在<u>她家</u>多和她聊聊。

第①个小句中已经用名词的形式引进了“红山动物园”这一事物,交代了主题,而下一个小句又继续使用名词指称,既重复,又显得两个小句之间毫无关系。健康人的话语会把后一个小句的名词指称“红山动物园”改为指示指称“这”,复指前文出现的事物,即“玄武区有个红山动物园,这是南京的重要风景区”。合理使用指示指称来加强小句之间的关联性,可使语义明晰,结构紧凑。第②句在连词“所以”之后缺少了指示指称,语义不明确,应该添加上指示指称。第③句也是重复使用名词指称,使句子和句子之间的连贯性减弱了,应该把“她家”改为“那里”。

第七,指示指称多余的偏误是指在不需要用指示指称的地方却用了指示指称。这类偏误易给读者造成理解上的偏差,不清楚所指称的对象。

轻度 AD 患者(张*,男,江苏省宝应县人,73 岁)

给来的人泡杯茶水吧,吃茶,嗯呐,<u>这</u>个茶叶好得不得了,<u>这</u>可赞呐,<u>这</u>是在句容茶场摘来的新茶,<u>这</u>很新鲜的。

这个小句是一个话题链,小句已经使用指示代词“这”复指前文出现过的“茶叶”,保证了语义的连贯性。在后一个小句中的“这”可以直接去掉,重复使用显得累赘啰唆。指示指称的多余可能是由于说话人为了刻意保证语篇的连贯,但记忆不清,对先前叙述过的事情遗忘导致的。

第八,近指和远指混用。汉语的指示指称是以会话参加者所在位置和时

——没有。

② ——还有一碗粥你吃了它。

——不吃。

③ ——我给你买的新鞋没穿啊？

——没有。

在动词性省略方面,回话的一方常省略动词,仅用否定词来表达包含动词的否定意义。

C.分句性省略

分句性省略指整个分句被省略的现象,这种省略也常出现在问答型的语篇中。

——你吃过晚饭了吗？

——嗯。

通过对中轻度 AD 患者口语语篇进行整理、统计,对替代和省略的小句数据进行分析(表 6-15)。

表 6-15 中轻度 AD 患者口语语篇替代、省略偏误统计

类型	使用次数	错误次数	错误率/%
替代	113	37	33
省略	91	44	48
总计	204		

患者的大脑在处理信息加工和储存临时信息方面效率降低,语言资源受限,词汇残缺,经常忘记刚刚说过的语句内容,难以对自己的话语进行有效的操控,在替代语篇中经常因为忘记了前文,造成应使用替代的地方没有使用,或者出现所答非所问的句子。例如:

——大爷,您中饭吃了什么？

——我吃了一大碗。

在省略语篇中,多出现直接省略掉含有用数词和名词组成数量短语的宾语等信息,从而造成句子的逻辑意义减弱,听话者无法理解患者的意图;而健康老人的话语中多出现关联性较强的逻辑联系词,进行口语表达时,即便使用较多的省略和替代手段,也不会造成理解和沟通上的困难。

综上,我们采用单图描述、故事复述、自由会话等任务对中轻度 AD 患者

语篇的衔接与连贯进行了分析,聚焦在词汇衔接和指称、替代、省略这三种语法衔接手段上,旨在考查 AD 患者是否存在话语衔接与连贯的缺陷,并与健康老人话语进行了对比,探寻患者和健康老人的话语在衔接与连贯方面存在的区别。研究发现,AD 患者话语的整体连贯性受到不同程度的损伤,缺乏保持话语整体性的能力。从语言加工的视角来看,与语义记忆相关的词汇语法资源主要实现话语的前后接续和连贯。信息结构中的新旧信息是依赖衔接手段实现的,AD 患者的语言中存在大量话题骤转等现象很大程度上表明了他们的工作记忆容纳和接受力受限,充分揭示了 AD 患者在语义记忆和工作记忆方面存在的问题。

6.4 中轻度 AD 患者即时句子回忆和理解中的语义编码加工机制研究

本节对中轻度 AD 患者话语的语篇功能(主要是衔接与连贯机制)进行深入研究,考查 AD 患者话语连贯与语义记忆和工作记忆的关联。赵俊海(2014)的研究表明,AD 患者缺乏保持话语一贯性和整体性的能力,而这些能力是通过具体应用词汇和语法资源进行表征的,例如,患者的语料中常常漏用表示原因和转折的关联词语。为了进一步研究造成上述现象的深层原因,有必要探究 AD 患者话语连贯与语义记忆和工作记忆的关联。

老年人的接收信息能力、认知能力、语用能力、心理变化这几个变量所导致的语言障碍问题逐渐成为近年来的研究热点。随着年龄的增加,AD 患者的神经和认知功能逐渐退化,导致语义功能和记忆功能下降,在患者话语的衔接和连贯方面极易发生失调的现象。相关文献资料表明,AD 患者话语在衔接与连贯方面的表现均差于健康老人,并且很少能够认识到自己语言的错误、话语的信息明晰性不高、话语缺乏内容等。从信息加工的角度来看,语言功能的正常运转离不开记忆功能的支持,对于 AD 患者而言,记忆功能障碍对言语障碍的影响尚不清楚(连重源,2020)。为此,需要采取基于 EEG(electro-encephalogram)的脑功能网络动态分析方法,获取患者词汇提取和言语组织阶段中脑区的具体活动情况,结合工作记忆与言语功能障碍的考查,寻找语言功能网络损伤影响言语产生的神经机制。

Caspari 和 Parkinson(2000)指出,研究话语和记忆之间的关系将有助于我们从深层认识某些言语失调患者的语言加工机制。记忆在语言的信息处理中占有重要地位。其中,工作记忆是影响句子加工的重要因素之一。研究表明,句子加工过程要受到句法、词汇、语篇、语境、韵律及工作记忆等因素的影响(潘欣,余祖晨,2008)。

话语不仅受到语言规则的影响,还受到个体心理词汇结构、句法信息提取效率、个体语义和事件知识以及工作记忆载荷等因素的影响。相关文献显示,AD 患者的即时记忆时长比健康人群短,而且在完成言语活动任务方面存在缺陷(赵俊海,2014)。

近年来,对临床语言学的研究已经逐渐转向话语层面,系统功能语言学相关理论注重语言在真实环境中的运用,将语言的形式与功能有机结合起来,对考查患者表情达意时言语的使用状况有较强的指导性价值。对 AD 患者话语的分析一般通过叙述性话语展开,也就是要求患者看图说话,包括对图片上的物体进行命名和根据图片的情景说话,以考查患者的词汇提取能力和话语连贯能力,并进一步与他们的语义记忆、工作记忆联系起来。接下来的研究将深入考查工作记忆对句法编码的影响,依据相关实验数据,进一步观察 AD 患者语言处理的认知模式,以期为患者的语言康复训练带来启示和帮助。

6.4.1　实验过程

首先对患者句法加工的大脑活动状况进行考查,对象是来自河南新乡养老院的 10 名健康老人和 10 名轻度 AD 患者,其中工作记忆广度的对比测试和句子理解的信息加工测试采用的测试句均为标准汉语。其中包括两项任务,一项是储存任务,另一项是加工任务。在阅读广度测验中要求参与者阅读或听一个句子,并判断这个句子是否有意义,与此同时要把句子末尾的单词保存在记忆中。例如,鱼是一种生活在陆地上的动物,要求被试在判断句子是否有意义的同时,把"动物"一词保存在记忆中。每读完或听完一组句子(每组包含的句子数从 2 个逐渐增至 6 个),就要求被试把读或听到的句子末尾的一组词回忆出来。回忆的结果作为个体的工作记忆容量。最终,患者组平均得分为 0.9 分,健康组平均得分为 3.2 分。独立样本测试显示 $P = 0.00$($P < 0.01$),表明两组被试人员之间存在极其显著的差异。

其次是书面句子补全任务,要求被试根据第一反应将句子补充完整。题目分为三个部分,第一部分为基线启动句,其他两个部分双宾、介宾交替出现。例如:

① 妈妈带着小女孩去_____。(基线启动句)

② 我交给警察_____。(双宾启动句)

③ 红酒我喜欢，_____我不喜欢。(选择句启动)

④ 他拿出_____。(目标句启动)

第①句中，补全基线启动句一般需要双宾或介宾以外的结构。第②句中动词后紧跟一个充当受事的名词短语，被试必须使用介词宾语来说明传递的接受者。第③句中动词支配的对象是能被被试自然理解的接受型名词短语。第④句为目标句，仅包括一个名词短语和一个动词，被试可自由选择双宾、介宾或其他结构来补全句子。

被试在启动条件下产出的目标句称为有效目标句。根据答题结果将其分为双宾、介宾和其他结构三类，并对有效目标句进行人工评分，评分标准有两个：第一，被试按预设的结构补全了启动句，且在启动条件下填补了目标句，此目标句被评为 1 分；若目标句的补全未受启动句结构影响，该目标句不予得分。第二，被试并没按照预先设定的结构补全启动句，那么所产出的目标句无论是哪一种结构都视为无效。

最后一个任务是即时句子回忆，共 20 个句子，分为诱导词干扰与非干扰条件，各 10 句。每一句子对应一组包含 5 个单词的词组，单词间意义相互独立，词组呈现分为句子之前与之后两种情况。被试需立即对呈现的句子进行回忆并快速重复，与原句一致的回忆得 1 分；对非准确的回忆，结合错误分析法采用百分比评分制(除去每句中各类错误如省略、重复、插入、替代等，计算出每句中正确单词数占总句单词数的百分比)。中轻度 AD 患者的即时句子回忆和理解任务下的脑电地形图如图 6-5 所示。

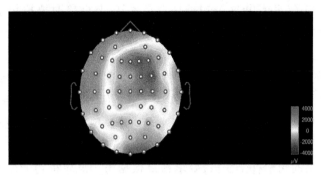

图 6-5　中轻度 AD 患者即时句子回忆和理解任务下的脑电地形图

句子理解是在对词汇的认知基础上进行的一种信息加工，句子呈现给被试者时，根据个体的理解建构具体的心理表征。本节根据脑电实验室提供的行为数据比较健康老人和中轻度 AD 患者对句子理解的速度，并分析在句子理解过程中大脑的活动情况。采用 Neuroscan 公司的 ESI－64 导脑电系统进行采集,采集频率为 500 Hz,分析时程为 －100～1000 ms,选择前额区、额区、中央区、顶区和枕区的中线电极 FPz、Fz、Cz、Pz、Oz 采集的数据进行分析。行为数据分析的具体参数包括平均反应时间、反应准确率,P300、N400 等。从反应时长来看,患者组对不同句子的理解时间和反应的准确率明显低于健康组,其中,AD 患者在判断错误否定句时所需的理解时间明显增加,反应时长最长。研究发现,患者 EEG 功率谱网络在 Alpha 频段与 Theta 频段呈功能连接增强状态,中央区(C4、C6)与额、顶及额顶联合区(F6、F8、FP2)为增强脑区;Theta 频段主要集中在额顶、顶枕区(TP 8、P2、P4、P8、PO4、PO6、PO8),与额、额顶、额中央区(F2,FZ,FP2,FPZ)之间存在功能连接减弱区域。在两个频段交互方面,语言资源损伤更为严重的患者在较弱 Alpha 频段功能连接的同时具有更强的 Theta 频段功能连接,句子理解能力有明显困难的中度 AD 患者往往伴随有 Theta 频段振幅的变化。

6.4.2 结论

工作记忆能力对语义检索有重要影响,对于患者而言,复杂句子和叠加的单词会提供更多的无关信息,从而干扰判断的准确性并延长思考的时间,造成语言产出不流畅。在后续的句子回忆任务中,健康老人的句子回忆正确率高于 AD 患者,患者语料中除了存在大量重复、省略、指称误用等错误外,还出现了很多语音表征的失误,从而影响了话语的质量和意义的传递。在语义记忆和工作记忆方面,AD 患者均存在不同程度的损伤,导致他们在词汇提取和话题维系方面存在问题,而语义记忆和工作记忆均可从大脑的神经认知方面去挖掘问题的根源,这也从语言学和神经认知功能的角度为我们深入了解 AD 的发生原因提供了重要的启示。语料中的患者话语特征和频段功能连接图对解释 AD 患者大脑认知功能受损的情况具有重要的启示。从 ERPs 数据中可以发现,在测试第三个任务的时候,在 400～450 ms 附近出现了波幅峰值为 0.8 μV 和 4.9 μV 的 N400 成分,同时还出现了波幅峰值为 2.6 μV 和 －1.3 μV 的 P300 成分,这也说明工作记忆参与了句子的理解和信息加工。

从大脑左侧的功能成像来看,顶下小叶回角(39 区)、Broca 区(额下回 44、45 区)活动频繁,这片区域是理解文字意义的功能,这也说明汉语意义的判断主要由左脑完成。

话语不仅是句子的组合,而且是一种互为关联的意义表达方式。话语研究的中心任务之一,就是揭示话语在表达意义、完成交际任务时的整体性和一致性特征。这种整体性和一致性特征即是话语的衔接与连贯。衔接与连贯是成人话语构建的重要组成部分,我们可以通过考查衔接手段的使用来判断小句之间的关系。连贯是话语主题得以维系的结果,AD患者的话语损伤主要包括重复、空语、模糊词语、不完整语句、代词误用及话题骤转等方面,导致话语的连贯性下降,造成交际困难。本章从照应、替代、省略、连接和词汇衔接等方面对AD患者和健康老人的话语做了详细的对比。在话语的明晰性方面,我们发现AD患者的话语不够流利、信息冗余、无意义信息增多、言语空洞、焦点模糊,而健康老人的话语信息量适中、意义表达较为清晰、话语大多能保持简练;在被试双方建构的语篇衔接、连贯手段方面,AD患者的语篇中普遍存在缺乏衔接词,或过度使用某一个连词,如"然后",话题缺乏完整性,反复、前后矛盾、指称误用、无关话语增多等现象,而健康老人话语有适当的衔接词、主题有一致性、无话题骤转、有逻辑意义、指称使用较为合理。从存在的话语损伤方面来看,AD患者的词汇资源受限,动词或名词的缺失、不完整语句、代词误用、空语、大量使用不确定指示词、交谈中伴有模仿言语,有的患者甚至不能主动产出句子;而健康老人通常找词不存在困难、语句较为完整、语法结构保持较好。还有一个显著的发现,就是患者组存在话题骤转现象,即在话语进行过程中不自觉地转移话题。

AD患者的确存在工作记忆受累的情况,从而导致他们的近期记忆能力下降,无法维系话题,因而产出一些与主题不相关的话语。而健康组则几乎不存在此类现象,这从一个侧面证明了患者在话语构建和衔接方面存在的缺陷,为进一步考查患者组和健康组在话语构建(包括衔接)和话语损伤的各个范畴提供了科学的依据。此外,研究患者工作记忆能力和语义检索的关联有助于帮助护理人员更好地认识、了解患者的病情,采取合理的交际策略。在与AD患者交际时,应减少信息的负载,语速要适中,过快或过慢都会影响患者的工作记忆对言语信息的保持时间。还要尽量避免使用指示代词、人称代词等,对代词所指代的内容进行加工时,会抢夺患者的工作记忆资源,不利于患者语言的产出。AD患者的话语损伤情况从轻度开始发生,具有发展性趋势,对处在隐匿期或者轻微AD患者的病情评估和诊断可以从他们语言异常表现开始,如话语中的不确定指称增加、无法自我监控的口误、啰唆、重复等,需要有意识地进行矫正和训练,而不是等病情发展到了中度或重度言语障碍才进行诊疗。因此,语言表现可以作为AD评估和诊断的重要证据。

阿尔茨海默病已成为全球性的公共健康问题,60~90岁的老人罹患该病的人数每隔四五年就会翻一番(Joan等,1987)。我国社会老龄化问题日益严重,语言功能的衰退对AD患者的日常生活造成巨大影响,语言学者应重视AD患者语言功能的研究,为患者的言语交际提供必要的干预和辅助,同时也为促进AD患者言语失调的诊断、康复等研究提供参考。当前有关母语为汉语的AD患者语言障碍诊断、语言干预效应监测等均缺乏科学研究工具,本章尝试为母语为汉语的中轻度AD患者口语语料库构建语言功能失调评价系统。该系统基于中轻度AD患者口语语料库,研究在真实语言使用环境下患者所使用的语言资源及语言的功能,探索可以预期和发现不同程度的AD语言功能障碍的指标,以期为AD语言障碍诊断和人工干预提供科学依据。

7.1 常见语料库标注类型和分析手段

语料库方法是一种观察、描述和解释文本语言特征的有效方法,常见的语料库标注类型包括词类标注、语义标注、词汇标注、语用标注和语言学标注5大类。对于语料库标注的问题,学者们也是仁者见仁、智者见智。有学者认为,生语料能够更为真实地代表语言的本意,过多的标注会增加语言分析的主观性因素。还有学者认为,标注信息会增加语料的价值,既可进行自动检索,也可进行人工分析。常用的语料库分析的基本技术手段包括词频统计、关键词分析、多维分析法或多因素分析法、词汇密度、类符–形符比。此外,还可借助检索项来考查带语境的词汇、短语、关键词、语法结构等。语料库在搭配考查方面应用比较广泛,如语义韵律等。Biber(2006)将基于语料库的语言学研究进行了分类和汇总,形成语料库文体学、跨学科学术话语比对、语域变体等多种研究思路,具体分类见表7-1。

表7-1　基于语料库的语言研究方法概要

话语特征	分析思路	语料库技术	研究方向
衔接手段	关注词汇语法衔接手段,词项在文本中的分布	词项单独、批量检索	如名词、情态动词、篇章衔接词、写作教学等
语境特征	点－线－面方式扩展语境	词项检索、主题词、搭配、框合结构等	按照不同变量展开的各类词汇、短语、语法结构分析
话语互动性	互动词汇、短语	短语批量检索、批量词块提取再筛选、主题词分析后分类再筛选	停顿、修补、反馈、书面语、读者能见度、口语化、互动词块等

由此可见,语料库工具在形式化语言项的考查方面很有优势,但在涉及交际语境因素的态度或语用意义提取方面有一定的局限性,有必要的时候还需要配合 AI 情感识别。语料库检索手段可以为我们提供大量具有研究价值的信息,尤其是在分析高频词丛或词簇的基础上探讨语篇功能主位推进的模式,例如,英国兰卡斯特大学开发的语料库工具 LancsBox 具有极强的拓展性,不仅内置了许多常用语料库(如 LOB 语料库、BNC 语料库、Brown 语料库),还允许用户通过简单的界面来添加自己的语料库(刘磊,2019)。与常用的 Wordsmith Tools 和 AntConc 等语料库工具相比,LancsBox 可用于"发掘文本和语篇中容易忽略的意义连接,并以搭配网络(collocation networks)的形式可视化地呈现出来"(Brezina,McEnery,2015)。以相关意象词汇(常常是高频词)为检索项,能够考查这些意象词汇及与这些词汇意义相近或相关的词汇及其语义场,推断出说话者所要表达的复杂心理内涵。由此,语料库技术的应用不仅可以使现有研究更为客观、科学,而且通过其强大的加工、分析及统计功能,可以帮助我们发现凭肉眼看不到的细微语言特征或言语现象。

7.2　母语为汉语的中轻度 AD 患者口语语料库的形成

笔者团队设计了一个患者语料采集系统,该系统包括语音输入模块、陀螺仪、无线通信模块、中心处理器、计算机储存格式。语音输入模块经过一个能够对患者语音信息进行识别的语音识别模块连接中心处理器,中心处理器对通过语音识别模块识别的语言信息和通过陀螺仪识别的肢体信息进行对比,经过无线通信模块输出处理信息,获得相应的表达信息,将患者语料的声音、图像和文本同步运作并存储下来。中心处理器可以有效、准确地分析 AD 患者的语言功能,对数据库进行词频、语言结构、意义表达,以及语用等特征的分类、筛选和统计分析,并对照原始的语料和录像等进行定性、定量分析。研究者可清晰地将归纳出来的理论与实际的语言运用情景联系在一起,通过观察情景中非声音的部分得到更多的信息,进一步总结患者的言语特征、评价患者的语言功能。

7.3 母语为汉语的中轻度 AD 患者口语功能评价系统构建

在患者早期语言障碍的监测和诊断方面,国际研究一般通过波士顿命名、失语症量表等方式进行。研究发现,在自然状态下收集语言样本、口述、访谈等方法获取的语言样本通常比诱导性、标准化的测验更具有生态效度,但通常具有样本量小、缺乏适当的参考值、对方言缺乏敏感性等局限性。鉴于汉语包括少数民族语言、多地区方言等复杂情况,需要在建立符合计算机标准的正常老年人语言能力模型的基础上,增加符合不同区域汉语文化情境的语言监测体系,难度较大。这里采用标准 TTR、voc – D、NDW 等词汇多样性分析工具来分析 120 名轻度 AD 患者在给予任务的情景下,完成单人口头描述图片、复述故事、双人互动谈话 3 组任务时口语句法的复杂度、准确度以及词汇的多样性。然后将语料的复合句子状态形成计算机标注连接,运用工具软件分析汉语平均句长、因果关系、递进关系、转折关系等汉语语法要素。最后总结出轻度患者句法的一般特征,制定出考量患者语言资源的指标,并将其融入患者语法资源评价体系。

对处于不同病程的患者语料的平均句子长度进行运算和分析(图 7-1),我们发现,轻度 AD 患者口语句子平均长度是 12 个汉字,且随着病情加重,句子长度逐渐减小,患者重复语逐渐增多。因此,文本容量也是考量患者语言资源的一个重要指标。

通过多重比较,可以确定中轻度 AD 患者语言资源统计指标(表 7-2)。

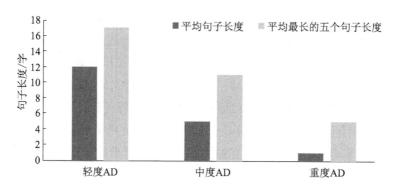

图 7-1　不同阶段的 AD 患者口语句子平均长度

表 7-2　基于自建语料库的患者语言资源复杂度考量指标

结构	考量指标
量词、代词、指称词	数量词、人称、指示
结构助词	的、地、得
时态助词	着、了、过
介词	介词短语、短语介词数量
把字句	把字动补、把字动词修饰
被字句	动作施动者、被动结构
复合关系小句	因果、条件、转折、并列、递进等
宾语结构	双宾结构、宾语从句

　　先前研究表明,将语言样本分析指标作为患者语言障碍诊断的评估标准,在患者早期语言障碍诊断的临床中具有较强的应用价值。基于对上述功能词汇的分析,计算出语料库中轻度 AD 患者口语语法产出的平均数值,初步确立评价指标系统。确立了母语为汉语的中轻度 AD 患者语法功能一般性指标后,需要将其运用于患者的实际语料分析中,考查该指标对于预测隐匿性AD 患者语言障碍的敏感性,对患者和健康人的语料进行诊断性分析,探讨患者和健康人产出的口语在词汇、句法方面的差异。

　　对一名智力正常,无视听障碍、神经障碍和情绪行为的隐匿期志愿者进行长达 36 个月(3 年)的历时跟踪研究发现,患者在隐匿期就存在着词汇资源匮乏、取词困难的情况,在对隐匿期患者的词汇多样性进行检测后,发现隐匿期患者的词汇多样性与健康人相比存在一定的差异(图 7-2)。

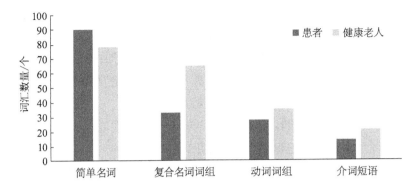

图7-2　患者和健康老人的口语词汇多样性对比示意

接下来,我们又对隐匿期患者进行了句法水平的评估(图7-3)。研究发现,患者的句法水平与健康老人的句法水平之间存在一定的差异。

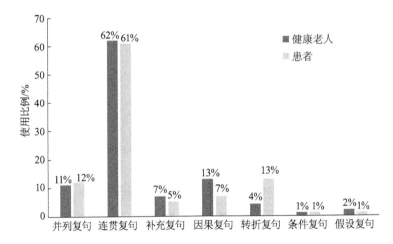

图7-3　患者和健康老人的口语句法复杂度对比示意

隐匿期患者和健康老人在构建语篇的时候,使用条件复句较少,但患者并列复句和转折复句的使用率略高于健康老人,其余复句类型的使用率均低于健康老人。在这36个月的历时跟踪中,我们发现患者使用的复句中,存在成分多余、搭配错误、成分遗漏、语序不当、逻辑混乱等错误,且这些错误出现的频率随着患者年龄的增加而缓慢递增。例如,缺乏关联词,或者无连词的复句数量多于有连词的复句,或者关联词使用错误等情况。统计结果表明,患者语料中有关复句使用频率最高的关联词是"然后",在语料中还多次出现单独使用的情况;连贯复句中出现的高频连词还有"于是""结果""后来"等;

因果复句中出现频率最高的关联词是"因为""所以";并列复句中大多使用的都是简单的关联词,如"也""和""还"等;转折复句中使用频率最高的关联词是"可是""但""但是";补充复句中几乎没有出现关联词;条件复句中使用频率最高的是"才";假设复句中的关联词有"如果""要是""就"等。与健康老人口语语料相比,患者复句的使用显得较为匮乏。

如图7-4所示,患者的口语语篇平均句长与年龄呈负相关。虽然患者能够比较清晰地表达自己的想法,平均使用13个字的长句子,但随着年龄的增长,词汇的复杂度、句式的灵活性、平均句长均略有下降。此外,在家中等患者熟悉的场所,交流氛围比较宽松,通过游戏、阅读、亲属护理等活动,患者的平均句长较诱导性任务中的平均值稍高。

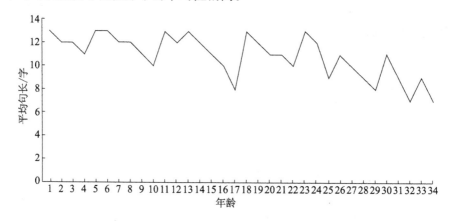

图7-4　患者口语语篇平均句长与年龄关系示意

母语为汉语的中轻度AD患者口语功能评价系统对AD患者进行性言语失调的问题具有一定的研究价值。隐匿期AD患者虽然在人际交流的过程中并没有明显的困难,语句也可能是流畅的,但其词汇和语法资源已经存在一定的问题,随着年龄的增加,患者话语的总词汇量、平均句长会逐渐降低,词汇多样性和句法复杂度也会发生一些变化。虽然词汇多样性水平诊断指标不能直接作为区分AD患者和健康人的标志。但综合来看,基于语料的分析对于弥补标准化诊断的结果具有非常重要的参考价值。目前,国内对AD患者的语言研究多聚焦在听障和工作记忆方面,对语言资源的功能及产出语言的语境关注度不高。同时研究发现,AD患者存在较为明显的语用障碍,并且随着病程的发展逐渐加重,在对他人交际意图的理解、自我意识的表达、待人接物等语言风格的适切性方面均存在明显的障碍,这一结果与赵俊海(2012)

对英语 AD 患者言语障碍的研究结果是大致相似的,主要表现在言语行动层面(如陈述、要求或警告)、对话层面(如对话的发起或回应)及互动层面(如建立注意的能力、维持话题或规范他人的行动)。

7.4 母语为汉语的中轻度 AD 患者语言资源的总体特征

通过三年的跟踪调查,搜集中轻度 AD 患者口语语料并自建语料库,借助系统功能语言学的理论框架,以三大元功能为具体操作路径,对中轻度 AD 患者和健康老人的话语做多层面、多角度的对比分析。

在概念功能方面,主要考查及物性层面六大过程中的参与者和环境因子。研究发现,对患者话语做及物性分析尤其有助于对他们的名词和动词的语义资源做出准确的评估。我们特别关注患者在意义潜势中做出的有意识的"选择"。轻度患者基本都能够用动词表征所有的过程类型,患者和健康老人都更多地倾向于使用物质过程、心理过程和关系过程。从语料检索的结果来看,患者使用物质过程的频率略高于健康老人组,使用行为过程、言语过程和存在过程的频率较低,表明患者在对具体、直观"做某件事"的动词的使用与名词词组的选择上没有问题。通过对上述过程所使用的参与者和环境成分的构成分析可以看到,患者在表征参与者时使用最多的是简单名词或名词词组,且具体性不强,常常用上位词代替下位词,如用"虫"代替"蜻蜓",用"菜"代替"黄瓜"等。在患者所使用的名词词组中,绝大多数为简单名词,且缺乏修饰和限定的成分,倾向于使用模糊代词等,导致患者话语内容空洞、表意不明、缺乏逻辑,因而无法传递有效信息。在患者所使用的环境成分中,表征环境成分的名词性资源呈现出简单、模糊、重复和不确定性的特征,AD 患者从发病的早期就开始出现心理词库缩小、词汇简单化的特征,且在会话中为了刻意表现口语流利,将重复作为表意的重要策略。从系统功能语言学的理论角度来看,患者生成经验意义的语言资源受损,缺乏对表征参与者和环境成分的词汇语法资源进行扩展的能力,影响了信息传递的准确性。

通过跨语言的对比发现,汉语保留了古语法结构,因此句式更加灵活、复杂和多变。句法结构为语义选择的结果,句法能够反映出各种过程中涉及的"过程动词"与"参与者"和"环境因子"的不同关系和组合,人们在表达某个意义的时候,会结合主观和客观的经验进行概括或描述,有时候需要对它们进行精确的选择,比如说物质过程的分析中,很多句子还可以细分为动作过程和事件过程。同样,心理过程也可以进一步分为感觉过程、认知过程、反应过程。关系过程、存在过程、行为过程等也可以根据不同的语义做精确的选择。正常人为了表情达意更加准确,选择会更加多样化,同时句法搭配也更多变,而患者由于记忆障碍、语言资源受损,选择的余地不多,话语更简单直白。此外,概念功能的一种特殊现象——概念语法隐喻,是语法符号从源域到目标域的映射过程中被赋予新的语法意义。现代汉语的"词类活用"现象就属于概念语法隐喻,正确理解和使用概念语法隐喻需要学习者的认知水平达到一定的高度,也是成人语言的标志,在理解和使用上需要一定的关联、推理等能力。AD 患者的认知能力随着年龄的增长而逐渐下降,尤其 AD 隐匿期是使用语法隐喻表情达意的关键时期,这一时期的患者往往已经不能正确理解跨越常规范畴边界的隐喻式范畴表达,因此在他们的语言中,语法隐喻几乎不会出现。一些认知程度相对较低的人群,包括各种神经受损、言语困难的患者都很难理解这些句子。

在人际功能方面,主要从语气、情态、评价等方面对患者组和健康组的语料做了对比。汉语中的语气一般意义上理解为说话的口气,从语法角度来看,汉语和英语一样也有表示陈述、疑问、祈使、感叹的句式。语气需要运用一定的表达方式传递出不同的感情色彩,如语调、标点符号、语气助词、叹词、语气副词、句法格式等复杂的句式表达。研究表明,虽然很多 AD 患者脑功能下降、取词障碍严重、经验功能的表达极其欠缺,但大多数轻度患者语音语调清晰正常,语法没有明显的错误,人际功能方面表达丰富,理解祈使语句等均不存在明显困难,能准确理解说话人的强调、提醒、建议、劝阻等句式并做出回应。情态方面,患者组情态助动词的使用以中值和低值为主,说明患者对说话人言语的归向性不是很确定,立场不够坚定,对自己的话语缺乏信心,在言语交际的立场上更多采用回避、退让、妥协的姿态。而健康组的语料无论在肯定还是否定情态助动词的使用方面均少于患者组,说明他们在对信息进行加工时具有明显的归向性,有足够有力的信息和情绪。在 AD 患者态度类评价资源的分析中,患者不能很好地对描述对象的特征做出解释性或说明性的判断,在患者语料中几乎没有检索到情感的表达,表征事物品质的形容词、副词资源匮乏,语言单调、重复、模糊。这可能是由于 AD 患者存在语义记忆的损伤,表征判断和鉴别的词汇提取困难,评价性语言资源缺失,无法用合适的语言来表情达意。

在语篇功能层面,从主位标记、主位推进模式、衔接与连贯、指称、替代、省略等方面进行了详细分析,发现母语为汉语的轻度 AD 患者多倾向于使用话题主位、无标记主位,语篇平铺直叙,语句短小,很多句子都以第一句的主位为主位,或以上一句的述位为主位,是典型的线性主位推进模式。患者多次使用人称代词"它",而且重复使用的频率较高,语言匮乏,缺少修辞手段。这表明患者在词汇的提取效率方面可能存在一定的缺陷,也就是语义记忆的工作效率受到了影响,从而不得不采用重复的策略。健康老人对主位表征的复杂度远高于 AD 患者。通过跨语言对比补语主位、状语主位、主位的前置与省略,我们发现作为小句的基本成分,主语、主要动词/谓体和补语组成典型的小句结构,由于英语语言结构的差异,英语小句的补语一般位于主要动词之后,在受事补语主位化的过程中,需借助助动词变成被动句或使用强势主位结构,而汉语不需要,因此汉语补语更容易具有主位功能。AD 患者由于语义资源逐渐衰减、工作记忆载荷能力受限,因此在主位的选择上复杂性不高,倾向于选择更直观、更具体、更简单、更快捷的表达方式,即对认知能力要求不高的处理方式。在患者和健康老人所使用的标记性主位对比研究中,患者使用环境类附加语和补语作为标记性主位的频率高于健康老人;在主位模式的推进方面,患者倾向于使用线性主位推进模式,但在单图描述、故事复述的任务中较多使用重复性主位,存在信息模糊、缺失等问题,健康组倾向于使用线性模式和交叉型推进模式。此外,无论是患者还是健康老人,他们的话语展开方式和信息分布模式均呈现出简化的趋势,老年化语言倾向于使用简单的句子结构和简化的篇章布局方式呈现话语信息,如果说 AD 患者因语义资源和工作记忆受损而导致话语结构的简化,那么健康老人可能同样面临相同的问题。

语篇衔接与连贯领域的研究是系统功能语言学的理论和方法在临床语言研究中最常见,也是最成熟的一个方面。研究发现,AD 患者话语的整体连贯性受到损伤,患者往往缺乏保持话语连贯性、整体性的能力,而这些能力是通过具体应用词汇和语法资源进行表征的,例如,患者的语料中常常出现表示原因和转折的关联词的漏用。为了进一步探究造成上述现象的深层次原因,本研究还通过脑电实验讨论了轻度患者大脑语义信息加工与工作记忆之间的必要联系,进一步证实了与语义记忆相关的词汇语法资源主要实现话语的前后接续和连贯,是一种具体的实现话语衔接的手段或资源,而整体连贯性在很大程度上与工作记忆相关。AD 患者表现出的话语整体连贯受损很大程度上表明他们的工作记忆时长不足,从而发生话题骤转等现象,从话语的衔接与连贯有力地印证了 AD 患者记忆力减退这一事实。

7.5 一例中度 AD 患者言语功能分析

7.5.1 病例介绍

陕西 W 女士自2020年退休后,以"陪伴照顾婴儿"的心态和方式,悉心照料已患老年痴呆症14年的父亲。其父被诊断为中度 AD 患者,语言表达有障碍,性格改变。W 女士坚持用日记体文字记录陪护父亲的情景并通过网络公开发表,这些文稿记述了护理失智老人的艰辛,也实录了 AD 患者的大量实景会话,结合网上相似资料,截至2021年5月,共摘取到该患者语料近2000条,颇具研究价值。

7.5.2 患者话语的一般特征

7.5.2.1 文本容量

根据该患者日常会话语料,笔者团队建立了小型患者口语语料库,对患者的总体语言功能进行评估。结果表明,患者口语表达和理解都存在较大的困难,语言尚流利,但空话、赘语和错语较多,有时甚至不能准确听出字词,如将"网上买的"误听为"晚上买的"。通过 LancsBox 软件中 Text、KWIC、Word List、Concordance Plot 等功能对降噪后的患者口语文本进行相关统计分析(表7-3)。标准化形符、类符比是衡量文本用词变化的重要指标,数值越大,表明文本中用词变化幅度越大;标准化形符、类符比的大小与文本所使用词汇的丰富度和多样性成正比,在一定程度上反映文本使用的词汇量大小和用词的变化性(Baker,1993)。

表 7-3　患者和 W 女士日常会话文本的词频统计

文本	形符	类符	标准化形符、类符比	平均句长/字	词长
患者口语文本	2608	718	3.63	4	1.33
W 女士口语文本	22803	586	38.91	5	1.74

患者一年的会话文本中的标准化形符、类符比值很小,说明文本容量不大,用词缺少变化,词汇资源严重受损。患者平均句长为4个字,最长17个字。患者倾向于使用简单词汇,文本中出现的名词前后基本没有修饰语。W 女士与其父对话的文本中标准化形符、类符比值较大,文本容量大,词汇丰富,这也说明 W 女士在护理的过程中,耐心、积极地创造语言环境,尽可能多

地与其父进行对话,帮助患者做好心理建设,刺激患者思维能力,强化患者应答能力,对锻炼患者的理解能力和表达能力起到了很好的作用。有文献表明,抑郁、社会支持、中间型性格及自尊水平是 AD 患者康复信心的主要影响因素。有效的语言训练可以提高患者受损区域相邻的大脑皮质的激活程度,一定程度上改善语言功能。

7.5.2.2 患者会话文本中的功能词标记

通过对患者日常会话文本的词频进行排序,得出词频表,从而对患者的言语特征、语言习惯、认知世界的视角等有一个基本了解。例如,运用工具软件中 Word List 功能对患者口语文本进行词频检索排序,结果见表7-4。

表7-4 患者口语语料中出现频率最高的词

高频词汇	排列顺序
这、这个	1
你	2
他/它	3
怎么、什么	4
那、那个	5
我	6
说	7
是	8
不	9
走	10

从表中可以发现,患者会话文本中第二人称代词"你"的使用频率在人称代词中最高,达到 276 次。常见语句有:

① 你怎么不吃饭?

② 你给我穿。

③ 你打我……

图 7-5 列出了患者会话文本中出现的高频词"你"。

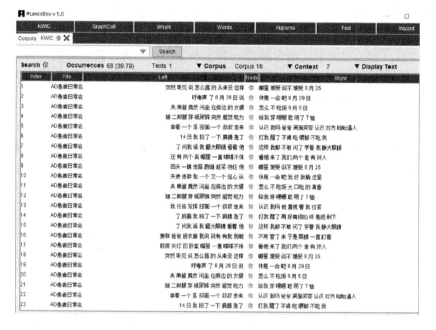

图 7-5　患者会话文本中出现的高频词"你"

图 7-5 中"你"的使用仅仅是患者对交际对方的称呼,用法单一,句式简单,重复率很高。传统观点认为,人称代词的指代功能在语法范畴具有明确分工,第二人称代词"你"指与说话人交际的另一方,人们通过使用"你"这个人称代词来建构自己在特定话语中的身份,从而达到不同的交际效果。试看两组健康人的话语:

①算了,我还是不发表言论了吧,毕竟在这种场合下,人家会觉得<u>你</u>特别爱作秀……

②我们可是有责任心的人啊,再苦再难,<u>你</u>说<u>你</u>能咋办?<u>你</u>不还得硬着头皮顶上去吗?

第①句中说话人讲述自身经历时,用"你"将自身经历转换为双方的共识,有助于激活听话人的认知图式,拉近双方的距离。

第②句中说话人为了强化立场、激活对方的情感体验,诱使其主观移情,这里的"你"与"我们"实际上是语义共指的。

由此可见,人们在不同的语境下使用第二人称代词可以建构说话人的身份,也是为了达到某种交际效果的语用策略。但是患者使用的人称代词和健康人的话语意识凸显程度是完全不同的,尤其是中度或重度的患者缺乏主动理解语言结构与语境的能力。

　　人称代词还有"他""我"等。通过 Concordance 功能检索发现,上述代词一般都是出现在患者询问他人信息或自言自语时。通常来说,第一人称(我/我们)的使用往往与个人或自我的中心性格特征相关,第二人称(你)的使用是为了拉近与对话者的距离,体现较为亲密的人际关系,第三人称的使用则是为了客观地反映现实世界的内容。从排序和频率上看,使用频率最高的人称代词是"你"和"他",且人称代词"他/它"比人称代词"我"排序更靠前,这说明患者在取词时有困难,往往无法明确地说出物品或者事物的名称,只能用模糊代词"他/它",使用"我"的频率较高是因为患者通常以自我的感受为中心,无法识别情景,也不能觉察周围人的感受;在患者话语的高频词中,"说"是使用频率最高的动词,在以上文本中共出现了 791 次,说明患者有大量想要表达的事物,例如渴望讲出自身经历的事情或心理活动,也可能是患者因平时缺少表达而宣泄感情的渠道。

　　从语料词频检索结果看,排名前三的都是代词,且代词词长之间的差异较小,词汇难度级数较低。如图 7-6 所示,上例患者的口语中存在大量的指示代词"这"。

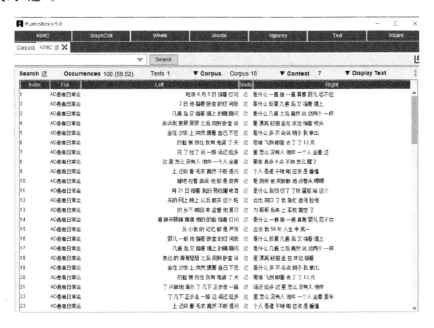

图 7-6　患者会话文本中出现的高频词"这"

在汉语的口语中,人们常借助指示代词"这、这个、那个"等语义模糊的语言形式来表达交际双方的语境共识。其语用意图主要包括以下几类:一是将其看作一种话语标记语,在语篇组织方面具有引发话轮、话语衔接、维持话轮等多种话语功能;二是将其作为一种填塞语,患者口语中反复出现"这个、那个"是一种无意识的、不受控制的行为,是老年人口语流利表达能力衰退的表现,而不是健康人在特定语境下采用的话语策略;三是模糊称代用法,需单独使用,委婉表达说话者对所谈对象的负面评价或不便明说的内容。

利用 LancsBox 语料库工具提取高频词丛,利用 GraphColl 绘制高频词搭配可视化图谱(图7-7)。从患者会话文本中"这、那"的前后搭配来看,患者使用的指示代词前后多为误用、赘述、指代不明。

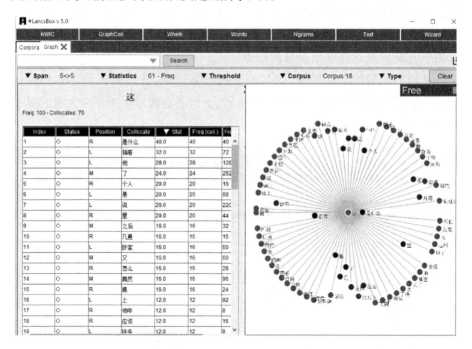

图7-7 利用 GraphColl 绘制的高频词搭配可视化图谱

从语用层面来看,除了"这是什么"之外,患者使用大量的"这、那"的话语内涵并不为交际双方所共知,其意图不明确。例如,"这里怎么搞的?""那个他们那么多人啊?""晚上以后都买这个,好吃!""哎,还要进这里。"……听话人也无法根据说话人的残缺信息推理出其模糊的含义。对比健康人话语中的"这、那",例如,"我跟你说啊,你当初欠了他那么多钱……我可是看在咱这么多年的情面上,虽然你不那个,但我也得帮你点儿吧!"听话者可以凭借认知环境,大致推断出符合"那个"背后的隐含含义:还不上钱,没本事。再从话语的交际策略看,健康人通常会选择使用"那个"来刻意模糊原本想要表达的意思,且通常带有贬义,例如,"我的天呐,你是不是没衣服穿了?你别太省了,大过年的你还穿成这样,你也太那个了吧!"由语境可知,说话人的明示信息应该是对自己太抠门、不合时宜,但是说话人并不想平铺直叙地说出来,而是采用委婉的方式表达,维护自身的正面形象等。理解和认知这些话语是需要听话人付出一定努力的。试比较下面两句话:

① 你也太抠门/寒酸了。

② 你也太那个了。

这两句话在信息传达时会带来截然不同的语境效果。第①句的话语意思非常明确,听话者不需要付出额外的认知努力就可理解说话者的交际意图,但不利于和谐关系的构建;第②句中说话者故意模糊语义,需要交际对象在明示刺激的基础上进行推理、付出更多的认知加工,说话者使用这种明示方式,是为对方考虑的表现,暗含一种礼貌行为,体现说话人的认知态度和情感,进而维护和谐的人际关系。综上所述,患者和健康人在使用指示代词"那个"表达语义方面存在很大差异。健康人能够付出较多的认知努力,有助于互动交谈更加生动、丰富。患者的话语中并没有任何联想、推理的线索,患者也大多无法辨识交际双方的认知态度和情感,无法顺畅地与人交流。

本节病例中患者会话文本的内容多为日常生活中吃饭、睡觉之类的话语(图7-8),这说明患者的心理活动非常简单,日常的吃喝就能满足患者的心理需求,这样的生活环境也不利于多样化语篇的产出。因此,患者家属、护理人员需要共同协作,相互沟通配合,积极进行干预,创设语言环境,增加丰富的听觉、视觉的可理解性输入(如音乐、图片、玩具等),刺激患者大脑皮层的活动,促进大脑功能重组,改善语言功能。

从标注好的文本中找出与"吃"有共存关系的词汇,按照依存关系的远近进行聚类,如图7-9所示。

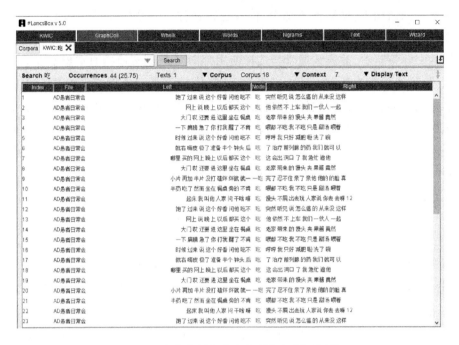

图7-8　患者会话文本中出现的高频词"吃"

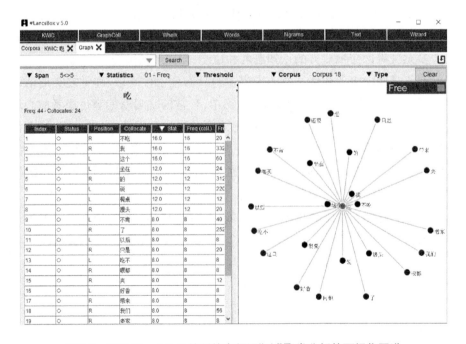

图7-9　利用 GraphColl 绘制的高频词"吃"聚类分析的可视化图谱

"吃"是人类生存的基础技能之一。它的搭配对象具有多元角色,如表7-5所示。

表7-5 被试双方语料中关于"吃"的高频搭配结构对比

类型	关于"吃"的高频搭配结构	
	义项归纳	语料列举
AD患者话语	用餐、饮食	吃饭、不肯吃、吃不饱、吃了没、吃完饭
健康人话语	用餐	吃饭、吃面条
	承受	吃不消、吃力、吃劲儿
	在某个地方用餐	吃食堂、吃苍蝇馆子、吃酒席
	依靠某种方式生活	吃老底子、靠山吃山
	吸收	吃墨水、吃透文件精神
	接受、挨	吃官司、吃大巴掌、吃罚单

由此可见,认知思维能力越强,使用常用词的语义灵活性就越高。"吃"这个字在现代汉语中的使用频率很高,词义也容易发生变化,产生多个义项,因此健康人的话语更为丰富多彩。而AD患者的语言中,"吃"的使用义项较为单一,仅仅表示把食物等放到嘴里,解读这一结构所需认知成本低。通过患者和家属的交流用语发现,患者在建立事物的认知关联、引申、对比、联想、喻化方面存在很大的困难。

7.5.3 语料情感倾向可视化研究

功能语言学认为,意义即功能,所有的语篇都是围绕概念和人际意义组织的,语言系统的普遍目的就是认知环境、影响他人。对汉语语料进行人际意义分析时,可以通过语气、情态、意态和语调这几个方面来进行,不同的表达方式能够传递出不同的感情色彩。本小节,我们尝试对患者会话文本中的情态词进行分析。情态是一种主观判断,是人际意义的语义载体,情态的不同表达可以对句子产生种种细微的差别。系统功能语法中,情态是人际功能的体现之一,是说话人对自己命题成功性和有效性的判断,或在命题中要求对方承担的义务,或表达个人意愿。Halliday(1994)和Thompson(1996)把说话人对命题可能性的判断的情态类型称为"情态"(modalisation),把涉及说话人对命题的合意性做出判断的情态类型称为"意态"(modulation)。话语含有的情态意义的强弱,能反映出会话双方的关系亲疏、权势大小和地位高低。

本书第 5 章中已详细地论证了汉语中的情态动词能够体现小句的人际功能，AD 患者与家属或护理人员交谈的过程实际上就是双方话语态度、价值取向的交换过程，接下来，我们对患者和家属会话中情态动词和副词在不同语类阶段的分布情况进行对比，进而对患者会话文本的语料进行情感分析，探究患者如何运用情态资源实现人际意义的过程，对此做出更为理性的态度判断与价值定位。具体做法是在 HowNet、EuroWordNet 的基础上建立基础情感词典，对语料的程度副词词典、否定词词典等进行分类、筛选和构建，根据词语结构进一步对词语情感倾向进行分析计算，最后通过求和的方法获取评论文本的感情极性。技术路线如图 7-10 所示。

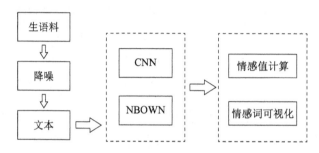

图 7-10　文本情感分析后台数据处理流程图

对于文本蕴含的情感进行极性划分处理的研究，英国早于中国，在英语中已经存在规模较大、情感词语较为全面的情感词典。首先对文本进行降噪，对词性赋码标注，去除文中无意义的虚词、语气助词、量词等，然后对患者和家属的语料中涉及的情感词类自动识别，利用语言结构及共存关系生成句子的情感倾向，利用对数似然比判断每个词语的极性，计算句子中所有词语的平均对数似然比来推测句子的情感倾向，并进一步选取具有显著语义倾向的词语作为特征值，利用 SVM 分类算法识别文本的观点。观点挖掘任务是识别观点句及观点句的情感倾向，通常划分为句子的主观性判定和主观句情感分析两个分类问题。句子的主观性主要通过句子的文本特征进行判断。手动筛选出相关的情态、语气词汇，将高频词作为评价对象，采用基于感情词典的情感分析方法，并且对文中否定词赋权值 -1，对程度副词按照其表达语气程度赋予不同的权值。其中，一个感情词语使用感情倾向与感情强弱两个维度来衡量，正值为褒义词且值越大蕴含感情越强，包含 1，3，5，7，9 共 5 档；负值为贬义词且值越小表示情感强度越强，包含 -1，-3，-5，-7，-9 共 5 档；0 表示情感为中性。对语料中的感叹句进行加倍处理，并图形化显示交际双方情态变化结构(表7-6)。

表7-6 语料分析的情感词汇举例

极性	权值	文本中基础情感词示例
负	[−9,−1]	禁止、不要、不行、不敢
正	[1,9]	一定、要、总是、肯定、必须
中性	0	应该、能够、可以、可能

根据统计结果绘制折线图(图 7-11)。家属话语中情态资源的使用情况主要包括"要、能、能够、可以、会、可能、得、敢、肯定、愿意、情愿、应该、应当、该、一定、必须、总是、经常、也许、偶尔"等,总体呈现出多样化的特征,借助这些情态资源的反复示例化表征,人们在使用语言实现概念意义与人际意义耦合的同时,也呈现出多变性、协商性、更具说服性等特点。从患者和家属对话中人际意义的情感和意态资源分布来看,患者情态助动词的使用以中值和低值为主,说明患者对说话人言语的归向性不是很确定,对自己话语所传递的信息不是很有信心,在言语交际的立场上倾向于采用协商、回避的姿态。而家属情态动词的使用中、高值较多,说明家属在对信息进行加工时具有明显的归向性,对自己所传递的信息有足够的信心,在完成交际任务时不需要对话语的内容进行协商,从而表现得更确定和肯定。

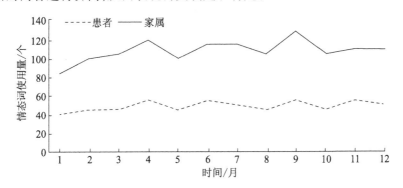

图7-11 患者和家属会话中情态词使用量对比示意图

作为人际功能的主要实现手段,情态系统的分析是语义、功能取向的。它超越了词汇语法层面,更关注交际者在交流过程中如何使用不同的情态资源来建构合适的话语身份以实现语类目的。家属与患者沟通的时候,为了给患者营造一种平等、轻松、友好的谈话氛围,消除患者的心理距离,从情态赋值和情态类型的选择上,可以采用中低值的道义型情态表征,即表示责任、意愿的情态动词,如"要""应该""可能"等。情态动词使说话人对命题或提议的功能性或有效性所做出的判断更加客观化,同时也让话语更具有公正性、开放性和可协商性的人际意义,因此在向 AD 患者提供一些观点和建议的时候,话语交流应适当使用表示责任和意愿的情态动词,从而有效提升患者的信任度,使话语更容易为患者所接受,并实现与患者的价值联盟和情感绑定。

7.6 结语

语料库研究方法的理论价值在于采用定量描写与定性分析相结合的方式为各种文本(包括口语、笔语等)研究提供新的视角。对患者话语中出现的高频词和关键词进行统计和分类筛选,如形容词、名词、动词和副词等,有利于快速整合患者口语的碎片化文本,挖掘出肉眼难以观察到的有较强隐蔽性的语义特征,进而揭示患者语言资源的语义规律、内心世界等相关特征。

对患者语料中的主题词或关键词、高频词或高频词簇的分析能够有效地反映患者关注的话题、问题的焦点,有助于研究者更深入地揭示患者的心理活动,洞悉说话人的态度和意愿。

量化数据不仅能为患者的口语会话文本提供可靠的依据,还能帮助护理人员更直观准确地理解和掌握患者剩余的语言资源,通过对患者语料的情态取向分析,能够洞悉说话人的态度和意愿,适时地使用容易为患者所接受的话语,实现与患者的价值联盟和情感绑定。

综上所述,基于语料库的分析方法在语义域、搭配、关键词聚类等方面具有独特的优势,一定程度上弥补了人工筛选而造成的理解上的片面与局限性,能更为客观、细致、有效地揭示文本的价值和意义,可为促进患者话语多模态研究的理论和实践拓宽路径。

阿尔茨海默病患者
言语矫治和护理

8.1　大脑结构与语言功能

人的大脑由左半球和右半球组成,两个半球合称为端脑。左半球和右半球由胼胝体充当信息交通的连接履带,两个半球结构基本对称,但功能不同。左半球主管抽象思维,右半球主管形象思维。从大脑左半球的侧面图(图8-1)可以看到,西尔维沟(Sylvian fissure)和中央沟(central fissure)十分重要,西尔维沟把颞叶(temporal lobe)、额叶(frontal lobe)、顶叶(parietal lobe)分割开来,中央沟位于额叶与顶叶之间,顶叶和颞叶的后部是枕叶(occipital lobe)。整个大脑皮质层的四大功能是:颞叶负责语言理解、听觉感知、长时记忆和情感;额叶负责思维、决策、话语产生和运动;顶叶负责全身各部位的感觉、综合视觉与身体运动信息;枕叶负责视觉信息的感知处理。

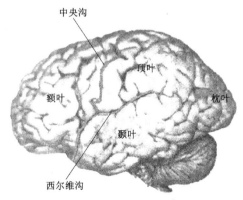

图 8-1　大脑结构与语言功能示意图(刘宇红,2007)

正常人与 AD 患者的大脑和神经细胞对比如图 8-2 所示。

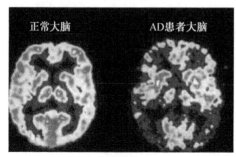
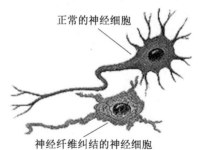

(a) 大脑 （b) 神经细胞

图 8-2　人的大脑和神经细胞对比

相关文献表明,认知老化或大脑组织结构性改变会直接影响 AD 患者的话语能力,且发病年龄越早的 AD 患者,其语言障碍越明显。从患者语言的表现来看,一般认为患者在音位、表层句法和诵读方面的表现明显好于在词汇和语义方面的表现,复杂语用能力(如推理和观察谈话对象了解信息)受损严重。认知的非语言因素(特别是记忆衰退、注意力衰退、处理概念能力衰退)促使明显的语言衰退(刘红艳,2014)。

脑神经学指出,脑是认知的根本,一切认知活动都离不开脑的运作。人们的年龄不断增长,大脑也随之老化,脑神经影像学可见"大脑皮质脑沟增宽,脑室系统扩大,一些神经核团体积缩小,脑室旁白质异常信号逐渐增多"(顾曰国,2019)。病理学也可见脑老化征象,如"神经元内脂褐素增多,皮质浅表大量淀粉样小体,神经元颗粒空泡变性,以及少量神经原纤维缠结(NFT)和神经炎性斑(又称老年斑)"等(朱明伟,王鲁宁,2014),如果脑衰老影响脑核心语言区,就有可能出现语蚀(顾曰国,2019)。语言是人们表情达意的重要工具,是一个复杂、庞大的语义系统。Smith 和 Bondi(2013)提出一幅包含三个层次的诊断路线图(图 8-3),指出老年心智变化较为复杂,图中所述的每个层面都包含多种不确定因素。AD 患者大脑功能的衰退程度较正常老人严重很多,"Dementia"是一种疾病的名称,来自拉丁语 de(失去)、men(心智)、tia(状态),即失去心智的状态(吴国良,徐训丰等,2014),AD 便是其中一种。根据语用学言语行为理论,语言的使用都有其特定的交际目的,无论是自言自语还是多人交谈,都涉及社会心理感知的过程,说话者双方都会有意无意地遵守一定的规则,如礼貌原则、合作原则等,即便有些患者产出言语合乎语法规则,但是语调错误,也无法实现交际意图。研究表明,AD 通常进行性加重且有精神行为症状,发展到后期,有时连正常的声韵母、节奏都无法控制,如果无法得到有效的干预,通常会在 3~5 年发展为重度失语。

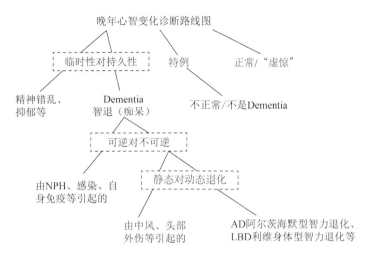

图 8-3 老年心智变化诊断路线

AD 的潜伏期很长,相关研究指出脑部的病变可能先于患者出现临床征兆十多年(Smith,Bondi,2013)。Obler 和 Gjerlow(1999)对脑裂病人进行实验,Jeanette 等(1994)对右半球受损患者进行词汇语义生成试验,研究表明词汇选择是语义促动的(meaning motivated),而语义处理是语言功能区(大脑左半球)的功能。Schneiderman 和 Sady(1988)通过实验证明对句法结构的解读和结构歧义句的处理是大脑左半球语言功能区的职责。Osgood 等神经认知语言学家(1957)对词汇的内涵和外延进行了研究,指出内涵与外延的不同在于大脑两个半球信息处理方式和处理结果不同,要理解它们的差别必须从大脑的神经生理基础入手。人的感官接收到信息后,大脑左半球对语义内容进行逻辑处理,右半球则对语义内容进行漫射式激活(周统权,2010)。例如,人们听到"girl"这个词后,左半球的语义激活大致为 female human(人类中的雌性)、youthful female(年轻的女性)等;右半球对"girl"的语义内容的漫射式激活可能是 a female human offspring,a girl or young woman with whom a man is romantically involved(青春、靓丽、浪漫)等。Brownell 等(1984)分别对左、右半球受损的病人以及大脑功能正常对照组进行了对比实验,结果表明:① 大脑无损伤的被试者最关注近距离联想的语义关系(即反义关系);② 大脑左半球受损患者最看重隐喻联想,其次较注重反义关系;③ 大脑右半球受损患者最注重的是反义关系,其次注重外延关系。这一结论说明大脑左半球受损病人优先选择内涵意义,而右半球受损病人则注重两种外延关系。内涵意义总是与隐喻联想联系在一起(Aitchison,1987;Brown, 1958;Miller, 1979)。两者都要求右半球对语义进行模糊的漫射式信息处理。一般认为,成功的隐喻对漫射式信息处理的要求更严格,它要求在概念网络中进行尽可能远距离的联想——在概念网络中跨度越大,隐喻的可接受性就越强(刘宇红,2007)。

　　Bloom 等(1994)对右半球受损患者、左半球受损患者和正常人进行情感语篇(emotional discourse)与非情感语篇(non-emotional discourse)的生成对比试验,结果表明,右半球受损患者对情感语篇的表述存在明显的缺陷,他们比左半球受损患者和正常人提供的信息量少很多。Obler 和 Gjerlow(1999)认为,对情感进行处理主要是右半球的功能,右半球负责模糊识别,包括对听话人知识状态的预设和估量,当右半球受损后,患者不能正常理解说话时的情景语境,无法正确识别情感。右半球受损的患者还可能会出现许多患前没有的奇怪特征,比如,他们不再在乎个人形象,终日不修边幅、面部表情僵硬、刻板,说话时心不在焉,行为举止不得体,他们会在很严肃的场合讲不合时宜的话(如庸俗的黄色笑话),或者无缘无故地打断别人的谈话,讲一些与主题无关的话题(Obler, Perlow,1999)。除此之外,右半球受损患者对语域的把握也存在缺陷,他们不知道根据不同的场合选择合适的语言形式,经常说出一些不得体的话语,且经常忽略语言的正式程度和语域特征的差异。可见,右半球受损患者的句法、逻辑语义能力等可能正常,但对语用要素、语用原则的处理失去驾驭能力。Brownell 等(1994)发现,右半球受损患者对反讽和幽默语篇不能正常理解,他们总是忽略非字面的语义内容,关注的焦点仅限于字面意义。右半球受损患者也不能理解词汇的引申意义,比如,不能理解"She looks blue today"(她今天心情低落)的意思。对歧义、模糊、反讽和幽默的理解必须借助具体的情境,进行模糊的漫射式联想,所以右半球受损后,患者的语用能力受到较大影响(周统权,2010)。

　　一般来说,大脑两半球的结构对比决定了大脑两半球的功能对比。由于大脑两半球分别控制对侧躯体的运动和感知,所以大脑优势半球与左利手、右利手之间存在一定的对应关系,但这种对应关系受许多其他要素的影响。大脑左半球与右半球的主要功能存在明显的对立与互补关系。具体来说,大脑左半球擅长线性处理、依次处理、对符号的处理、逻辑处理、言语处理、基于现实的处理等;右半球擅长整体处理、随机处理、对具体事物的处理、直觉处理、非言语处理、基于幻想的处理等。这 6 种对立在具体的语言功能方面形成同样有趣的对比,即在对超音段特征、词汇选择与句法结构的处理,对词汇内涵意义、外延意义的处理,对隐喻的处理,对情感与语篇结构的处理,对语用要求与语用原则的处理等方面。左半球与右半球各有所长,功能互补。

目前,想要明确 AD 患者言语障碍的根本原因是非常困难的,这既显示了人类高级认知功能的复杂性,也说明对 AD 患者语言功能的研究方面仍然大有可为,处于不同病程的患者存在一定的差异,不同语言层面损伤与大脑各个认知域的相关性也是各异的,因此,对于患者言语障碍的剖析不能一概而论。

8.2 AD 患者的言语康复训练和日常护理

8.2.1 AD 患者的言语康复研究

人类从出生开始,生理年龄就不断增加,中华老年医学学会根据我国具体情况,曾建议无论男性还是女性,出生年龄大于 60 岁者称为老年人,大于 80 岁者称为高龄老人,大于 90 岁者为长寿老人,100 岁或以上者为百岁老人。翟中和等(2007)指出:"就我们人体而言,每天都会有大量的细胞衰老死亡,如皮肤细胞、血细胞、肠上皮细胞等。要维持细胞数量的平衡和机体的正常功能,必须依赖细胞增殖。另外,机体创伤愈合、组织再生、病理组织修复等,也要依赖细胞增殖"。长期以来,神经学界一直认为人类神经细胞是不能再生的。而新的研究发现,大脑在皮质部位的生长直接关系到智力和创造力等高级心理能力的发展,人脑的生长可以一直持续到八九十岁(唐孝威等,2006)。无论是婴儿还是老年人,增龄是研究身脑心变化的基线。新生婴儿的身脑心是随着增龄不断成熟、趋向稳定的。老年人的身脑心则随着增龄从成熟、稳定状态走向不稳定和衰退。对老年人来说,高频、连续出现的语误从起先能自纠,慢慢蜕变为不能自纠,最终发展成语障的衰变过程是完全可能发生的(顾曰国,2019)。很多 AD 患者早期的语言障碍(发音、词汇、语法等错误)被误解为正常的衰老,等到语言功能严重受损甚至完全失语(有时只能发出"啊啊"的声音)时,基本已经无法干预治疗。因此,对认知功能障碍(MCI)人群进行早期筛查、干预和可能的治疗显得尤为重要。目前,语言康复训练方面较为前沿的研究是将传统的实验性观察测试研究与神经行为学实验研究相结合,例如使用脑电数据采集系统采集 MCI 患者及认知正常老年人的 EEG 数据,从行为、神经机制两个不同的维度展开分析,对比差异。根据数据采集设备所记录的行为和高密度脑电信号数据,实现基于大脑皮层的脑功能网络的构建,采用脑语言功能动态网络构建研究了 MCI 和认知正常老年人脑功能网络的网络拓扑属性间的差异性(连重源,2020)。此类研究有助于深化认识言语障碍的产生机制,科学、客观地对病情进行诊断,也有助于技术人员制定适合患者的语言康复训练任务,有效促进患者认知障碍的缓解和康复,帮助患者参与正常的社交活动,减轻家庭和社会的负担。

8.2.2　AD 患者的日常护理与语言功能训练

Bayles 等(2003)指出,AD 患者的言语缺陷与患者语义记忆、工作记忆存在直接联系,患者的语言理解和表达障碍是由于语言知识的存储、提取和操控出现了故障。Bayles 等(1991)还发现,AD 患者对概念知识的理解与语言活动的难度有关。家属或医护人员在与患者进行交际时,应有意识地控制话题的难度和话语的信息量,减少患者对远期记忆的回溯,尽可能从以下几个方面减轻患者的精神焦虑,改善患者的语言功能。

第一,尽可能地降低会话中的言语信息对患者工作记忆产生的负荷。语言的理解和产出是一个复杂的信息加工过程,这个过程受到感知、背景图式、词汇、语法、心理活动等多方面因素的影响。整个过程可以表示如下:接收语音信号—解码—建立信息框架—编码(重建信息)—表达。因此与患者交谈的过程中,家属及护理人员要尽量使用简单易懂的指令,避免使用系列性的指示。如果任务、指令较复杂或较长,可以适当进行简化、拆分,减轻 AD 患者的认知负荷,在发出下一个指令前,先给患者足够的时间理解并完成前一个指令。

第二,与患者的会话过程中尽量简化语言的结构,避免过多使用复杂句。人们在处理简单句子结构时所需的工作记忆资源少于处理复杂的句子结构时所需的资源(赵俊海,2012)。理解语言的过程首先是从语言的表层结构提取深层命题结构,需要注意力、记忆力、推理、情感等能力的参与,因此在与 AD 患者交际时,应减少信息的负载,交谈之初可以使用简单句、主动句和陈述句,避免使用嵌套关系从句(Kempleret 等,1998)。此外,家属及护理人员的语速要适中,过快或过慢都会影响患者的工作记忆对言语信息的保持时间,从而遗漏信息。英文恰当的语速应该是每分钟 160～170 个单词(Anderson,Kempler,1997),中文恰当的语速是每分钟 100～120 个汉字(尹敏敏,2020)。当患者对话语中某个事物或概念的理解出现混淆或偏差时,可以换一种更为通俗、常见的表述方式,激活患者的背景图式知识,帮助患者更好地理解话语。此外,还要尽量避免使用指示代词、人称代词等,对代词所指代的内容进行加工时,会争夺患者的工作记忆资源,容易造成患者精神紧张、疲惫。

第三,与患者会话时,尽可能地为交际内容提供相应的语境支撑。语境即语言使用环境,系统功能语言学将语言看作一个多层次符号系统,构建了语境语言模型。语境层面的语域三变量(语场、语旨和语式)与语言的三大元功能(概念功能、人际功能和语篇功能)的语言选择系统(拼音/书写、词汇语法与语篇语义)之间存在着对应的关系,强调语义系统的选择受语境制约(王月丽,2018)。换言之,词汇、小句和语篇之间不是叠加关系,而是通过"意义"有机联系起来的。人们在交际中会根据语场、语旨和语式的具体要求,对语义功能进行有意识的筛选,再外化为一定的表现形式,最终体现为语言实体(胡壮麟,朱永生,2004)。语境可以帮助人们理解词、短语等语言成分的特定意义。Bourgeois 和 Mason(1996)认为,AD 患者交谈时使用包含个人信息的画册将帮助患者产出更有意义的语句;Hopper 等(1998)发现,为患者提供玩具将促使他们说出更多有意义的语句;Dijkstra(2004)指出,护理人员在与患者交流时必须使用辅助性话语,如重复、提示、鼓励性话语等,帮助患者在与话语进程中产出话语的整体连贯性。这些研究都表明语境的构建有助于表情达意,只要能构建一个合乎患者认知能力的语境,患者就能顺利建立可供选择的目的语的语义潜势,并从中做出正确的选择。

第四,反复强化、多次重复患者需要学习和掌握的信息。重复是 AD 患者常用的言语交际策略,研究发现,在家属及护理人员的帮助下,利用患者尚存的语言机能反复、多次地重复训练,如以复述的方式朗读句子、唱歌等,有助于增强患者对句子的理解,还可以帮助患者回忆已经讲述过的图片信息或故事情节等,能不同程度地改善语言功能(Abraham,Camp,1993;Mahendra,2001)。

第五,巧妙利用启动效应积极构建语义场。语义场是由同一个语义系统中若干具有共同义素的义位聚合而成的。语义场内的一个词与全体词在语义上有密切的联系,例如"鸭"在"家禽"语义要素的支配下,可以与"鸡、鹅、鸽子、鹌鹑"等构成语义场。根据构成同一语义场的各义位之间的关系,语义场可分为类属义场、平行义场、同义义场、反义义场等各种类型。由此可见,字义的联系和语义场的建构可以启动人们的联想认知能力。启动是一种对反应做出预先刺激性辅助的方法,是一种无意识的记忆方式,这种记忆在 AD 患者身上保留得相对完好(Maki,Knopman,1996)。语言系统是一种相互联系的层次性网络,对一个单词的激活会引起同一层次相关单词的变化(Collins,1975)。Arkin(2000)等研究发现,对语义场的加工能够启动对这一层面知识的提取。由此可见,患者家属或护理人员可以尝试让患者在熟悉的生活场景中使用与生活密切相关、与意义相关的成组词语。例如,在饭店这个场景中,选取"食物"语义场和"吃喝"语义场中的"吃饭、喝汤、吃菜、吃肉"等,在患者大脑中有效地建立音、形、义之间的联系,形成一个相对完整的聚合群,方便锻炼患者系统的学习和记忆能力。

总之,将患者语义记忆和工作记忆建立合理的关联,用心理学相关机制解释语言研究的发现,能合理地对 AD 患者的言语功能做出基于语言学和心理学的双重解释,系统功能语言学的理论和分析框架在临床话语分析领域的应用研究还不够深入,今后应加强理论与实践的结合,使系统功能语言学更好地服务于临床话语分析。

8.3 言语康复训练对 AD 患者语言功能的直接效应与持续效应研究

本书中涉及的研究对象均为处于中轻度病情的 AD 患者,在日常生活中能力无显著损害。现有文献研究表明,患者在早期、中期经过积极的干预和康复训练,能有效延缓病情的进程,尽可能地保留语言功能。虽然目前 AD 患者的语言功能损伤是不可逆的,但是早期康复训练的价值和意义仍然是一个值得探究的问题。本书中所涉及的语言康复训练主要通过对设定任务反复练习,并逐步增加训练难度,引导患者有意识地关注语言的概念、人际和语篇意义。

2020 年 1 月至 2021 年 1 月,笔者通过微信公众号、社区志愿者推荐等形式,于河南省郑州市 5 个社区现场招募年龄不小于 60 周岁且主诉存在轻度 AD 的老年人。通过 1 年的历时跟踪研究,对 130 名轻度 AD 患者进行语言康复训练,并验证该训练项目对患者语言功能的效果。经过 1 年的言语康复训练后,对被试进行了语言水平测试,测试项目包括物品命名、单图描述、抽象思维、延迟回忆及定向力等不同认知维度的 12 项检测项目。测试总分为 30 分,得分不小于 28 分视为正常。对影响语言流畅性和复杂性的 10 类核心指标因素进行打分,结果见表 8-1。对比患者组与对照组($P < 0.05$),具有统计学意义。

研究结果显示,采用方差分析分解组间因素对整体语言功能的影响,言语康复训练对被试者语言交际整体能力的干预效果明显($P<0.05$)。由此可见,采取本研究设定的言语康复训练,对于早期 AD 患者的言语康复训练的效果良好,可以有效改善患者的认知能力,延缓语言的衰退,提高交际能力,值得推广。

表 8-1　语言功能指标统计分析表

因素排序	语言功能指标因素分解	t 值	P 值
1	停顿、重复、修补	7.485	0.0001
2	语句的平均句长	10.301	0.0001
3	及物系统(过程动词)	7.231	0.0154
4	复合名词数量	8.924	0.0221
5	隐喻数量	8.157	0.0135
6	标记性主位	11.021	0.0453
7	语气(陈述、疑问、感叹、祈使)	7.133	0.0002
8	结构助词、时态助词	8.591	0.0033
9	主动、被动意义(把字句、被字句)	7.521	0.0058
10	衔接与连贯手段(指称、替代、省略和连接)	9.637	0.0001

言语康复训练对被试者语言功能的干预效果评价如下:

第一,从语言功能变异的两因素方差分析可以看出,被试者语言功能的各项指标得分均呈正态分布,分解组间因素及时间因素对语言功能的影响可见组间、时间因素在语言功能上的效应显著($P<0.05$),且两因素对执行功能各项指标的交互作用显著($P<0.05$)。说明被试者语言功能的改善与本研究构建的言语康复训练任务有效相关,且认知训练的训练效果维持了近 4 周,持续效应显著。

第二,言语康复训练能够对所训练的特定目标认知域产生积极影响,实验组的语言功能测试分数显著高于对照组,可见言语康复训练对改善 MCI 的个体语言功能具有一定的促进作用。

上述结果也验证了老年人认知能力的可塑性理论,为 AD 患者言语康复训练的相关研究提供了有力证据。

8.4　基于患者语料的腕表式语言辅助交流器

基于患者语料的大数据,笔者团队拟开发一种适用于阿尔茨海默病患者的腕表式语言辅助交流器。它可以准确地识别阿尔茨海默病患者的语言并输出,可以更好地挖掘患者在语言识别方面的潜力,从而实现失语患者辅助交流,帮助语言障碍患者方便地表达自己的思想。

随着智能手表系统网络和服务平台的构建,以及大数据、人工智能技术的成熟,智能手表目前可实现运动监测、连接手机通信、定位、录音摄像、肢体动作识别的功能,其中,智能手语翻译手表就是利用加速计与陀螺仪传感器对人体行为进行识别,将人类的手部、胳膊、面部表情以及头部等一系列动作反映到相关传感器的幅度向量中。但是由脑外伤或阿尔茨海默病造成的失语患者,无法准确控制自己的肢体行为和面部表情,因此也无法实现动作到语言的翻译转换,从而进行正常的人际交流,这是老年用户市场上智能手表的一大缺憾。

阿尔茨海默病患者临床上以记忆减退、言语障碍、行为异常为主要特征,存在进行性言语失调甚至失语等症状,在家庭生活和人际交往中存在极大的困难。长期以来,青少年智能手表和手语翻译器占据了大部分市场,而针对老年 AD 患者的日常交流设备却非常少见。我们要解决的技术问题是提供通过搭建硬件平台实现失语患者辅助交流的腕表式语言辅助交流器,包括用于接收外部语言信息的语音输入模块、用于识别人体肢体行为的陀螺仪、能够进行无线通信传输的无线通信模块以及用于对信息进行处理的中心处理器。其中,陀螺仪和无线通信模块均直接与中心处理器连接,语音输入模块经过一个能够对输入的语言信息进行识别的语音识别模块与中心处理器连接,中心处理器能够对通过语音识别模块识别的语言信息和通过陀螺仪识别的肢体信息进行对比并处理后,经过无线通信模块输出处理信息并获得相应的表达信息。

这种腕表式语言辅助交流器通过内置的麦克风等声音传感器,高精度感知、精确识别并自动记录说话者的语音,高精度地对传感器语音数据进行分类。当说话者连续输入大量语句时,其识别和计算速度可达到实时的要求,从而构建出一个语言规模足够大、涵盖广泛的数据集。采用的模型训练和模型参数选取算法,基于双向 RNN 的深度神经网络模型,利用深度神经网络从预处理后的语言数据中提取说话人的常用语、话语标记和语言偏好,基于双向 LSTM/SRU 与 CTC,构建一种端到端的语言识别功能,开发语言识别应用,直接运行在腕表上,将患者所要表达的信息文本,通过 TTS 系统转换为语音。该腕表式交流器利用语言分析模块对语言的分析处理与肢体动作的硬件结合实现患者的准确表达效果,可成为 AD 患者等语言障碍人士与外界沟通的肤质交流媒介。

系统功能语言学视域下阿尔茨海默病患者语言障碍研究的评论和展望

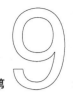

第 **9** 章

9.1 系统功能语言学对 AD 患者言语障碍的研究价值和贡献

对于言语障碍的研究,历来存在口语语料复杂多变、样本规模较小、缺乏语言学理论指导和适用的分析框架等问题(March 等,2006)。系统功能语言学构建了一个全新的意义观,认为语言并不是静止的逻辑产物,语言还发挥着社会功能,是人类生活的一部分,人们应注重在日常生活中解构语言符号的意义,意义是由语言的实际使用所决定的。语言构建社会现实,世界是人们用语言构建的产物。词的意义不局限于它所指称的事物,而是依赖具体的语境,要在动态的环境中考查语言、意义等问题。Halliday 建构系统功能语法的目的之一是为语篇分析提供一个理论框架,多年的语篇分析实践也证明,系统功能语言学是一种比其他理论更适合语篇分析的理论,是一种可操作性、适用性和实用性都很强的普通语言学理论。系统功能语言学兼顾真实语言使用与语境的关系,将语言使用视为特定社会和文化语境下的产物,并且提供了一条从小句到语篇的完整分析路径。从神经学、脑科学的视角来看,系统反映的是将神经系统功能的多样性、脑生理学的特征、语言的多样性相结合,预示着功能语言学广阔的研究思路,也体现了功能语言学意义即功能的前瞻性眼光——承认神经功能的相对机能定位,有主张语言活动作为高级神经活动是大脑各部分集体运作——功能系统整合的结果。总之,系统功能语言学更关注语言使用者在真实环境下如何用语言来建构现实、表情达意,通过分析、诊断、评估言语失调患者现存的语言资源,挖掘、激发患者的语言功能。此外,越来越多的计算机信息技术专家正在利用计算机进行语篇生成

198

的研究,辅助智障儿童、AD 患者进行交际。综上所述,以系统功能语言学为指导的患者话语分析更有利于开展全方位的研究。

系统功能语言学对 AD 患者言语障碍的研究价值和贡献主要有以下几方面:

第一,系统功能语言学从理论层面对临床语言学的相关概念进行阐释,揭示了语言与人类的认知心理及神经官能有着密切的关系,不仅为言语行为研究提供理论支持,也为言语失调患者,如 AD 患者语言障碍的描述、分析及理论的建立提供基本术语和理论基础。从理论层面上应用系统功能语言学的分析方法搭建一个框架,对临床语言进行全面、系统的研究,为今后在系统功能语言学指导下开展患者话语研究打下理论基础。

第二,系统功能语言学关注语言意义和功能的研究,为患者组和健康组的语料分析提供了一条可操作的路径。本书从概念功能(系统功能语言学的及物性框架和概念语法隐喻)、人际功能(语气、情态和评价)和语篇功能(主位推进模式、衔接和连贯)对患者组和健康组的语料展开多维分析,探究患者在庞大的语义系统中做出“选择”的关键性因素,找出影响患者进行“选择”的背后因素,并根据患者“选择”的结果,结合语言的功能,探究和阐述患者做出“选择”的过程。

第三,系统功能语言学丰富和发展了语料库建构的理论基础,深化了人们对语言意义单位的认知,有助于对患者的语言现象进行开创性的量化研究。系统功能语言学为语篇的分析构建了一个层级分明、详尽系统的理论模型,而语料库的技术也为语言定量分析(大规模文本信息量化、词汇搭配、语境共现等)提供数据支撑,两者在语境、语域、词汇、语法上互为补充,为人们在系统功能语言学视域下开展 AD 患者言语障碍研究开创了新的空间。本书借助语料库工具对自建语料库中患者真实语言信息进行分类、检索、统计与可视化,以数据、实证方法揭示出患者自然语言的使用特征和一般性规律,关注点主要集中在及物性、语气、情态、指称、衔接手段等方面,统计出患者语料的高频词和所有动词、名词的异现率,发现患者除了取词困难的显性表征外,还存在认知拓展方面的理解困难,研究也进一步证实了将患者的言语意义置于一定的语境中,从小句出发,将患者的语言形式和功能的关系具体化,能有效地为患者言语失调的早期评估和诊断提供帮助。

第四,系统功能语言学能在医学、社会学、心理学、哲学等多个学科领域找到共同点,使纵向的知识结构成为横向的话语,实现跨学科的发展。本书尝试将语言学与脑神经学和计算机信息技术相结合,将 AD 患者的语言表现与他们的语义记忆和工作记忆相联系,为解释相关研究发现奠定了患者大脑语言加工的认知基础,从而为本研究的目的找到了最终的归宿,即记忆功能与患者的语言表现有着天然的联系,AD 患者话语的缺陷可以从他们的语义记忆和工作记忆寻找解决的方案。对于患者而言,复杂句子和叠加的单词会提供更多的无关信息,从而干扰了判断的准确性并延长了判断时间。在后续的句子回忆任务中,工作记忆对语义检索产生影响。健康老人的句子回忆正确率高于患者,患者语料中除了存在大量替代、省略、指称误用等错误外,还出现了很多语音表征的失误,从而影响语言的信息加工。在语义记忆和工作记忆方面,AD 患者均存在一定程度的损伤,导致他们在词汇提取和话题维系方面存在问题,而语义记忆和工作记忆均可从大脑的神经认知方面去挖掘问题的根源,这从语言学和神经认知功能的角度为我们深入了解阿尔茨海默病的发生原因提供了重要的启示。语料中的患者话语特征和频段功能连接图对解释 AD 患者大脑认知功能受损的情况具有重要的启示。

第五,本书尝试将语言学理论应用到中轻度言语失调患者语言功能的康复诊疗中,尤其是尝试将文本输入预测算法引入增强与替代系统,设计出一种可穿戴设备,尽可能地辅助患者与外界进行沟通,为今后开展系统功能语言学理论指导下的临床语言研究提供了有益的启示,也为改善 AD 患者的言语交际能力提供了参考。

9.2　系统功能语言学对 AD 患者言语障碍研究的局限性

本书以系统功能语言学的元功能为基本路径,对中轻度 AD 患者和健康老人的语料做了多维度、多层面的对比研究,基本完成预期任务。研究结果表明,以系统功能语言学的理论框架作为临床话语分析的路径是可行的,采用这一理论框架实现了对临床话语的整体研究,将系统功能语言学应用于临床话语分析的研究也呈现出光明的发展前景。然而,作为一种探索性的尝试,目前的研究还存在诸多不足,系统功能语言学对 AD 患者语料的解释尚有局限性,今后还有很大的延伸和拓展空间。

Halliday 系统功能语言学理论框架在微观结构上尚不够完善,例如,未能用有说服力的理论模式描写语言的连续运作和运作规律,解释讲话者如何选择具体词项表达某个意义。《系统功能语言学多维思考》一书中,我国学者朱永生和严世清指出,系统功能语言学对语言系统的描写至今未能充分反映语言的实际运作过程。Halliday 也曾承认，意义系统的动态模式至今还没有得到很好的制定，这是语言理论家近期必须解决的问题之一。从理论层面来说，我们的目的是应用系统功能语言学的话语分析方法对临床语料进行研究。研究结果表明，该理论的优点在于对语料做描述性分析，如果我们要对语料做进一步统计检验，则需要借助数理统计学、计算机等手段，对患者的言语行为、症状表现、脑功能之间的关系进行统计检验，而系统功能语言学并不能提供一个易于操作的分析思路，对话语所做的及物性分析、人际意义分析、主位分析和衔接与连贯的分析均需采用不同的标记和量化手段，耗费大量的时间和精力对语料进行分类和筛选，由于系统功能语言学的语言分析模式在语法范畴化方面的复杂性以及对结构和意义的匹配规定性描写的存在，因此运用哪些范畴来讨论患者话语的产出就颇费周折，如在评价话语时，要体现语言的三大元功能的所有词汇——语法资源层面分析语料，就显得过于复杂，也没有必要。根据系统功能语言学对包括翻译在内的言语行为的阐述，言语活动是在形式、功能和情景的互动关系中运作的。情景决定意义，意义由语言形式体现，因此必须考查患者所在的情景语境，但是情景包含很多变量，这些变量不仅决定了语言的产出要发挥何种功能，也必然对听话人产生一定的影响，这些影响如何在形式范畴（词汇、语法结构）、语篇层面（语篇性）和小句层面（及物性、语气、主位）体现？涉及哪些情景变量？这同样是一个大工程。因此，用于语料分析的时候难免显得烦琐，无疑需要耗费大量的时间和精力，尤其是对患者语料进行人际意义的分析，是一项非常耗时的工作，这可以部分解释为什么至今没有相关研究成果。因为人际元功能很难通过机器软件来识别和筛选，不适宜做分析性的统计研究，只适宜做描述性的定性研究，通过人工手动识别。人们对语气、情态等语言资源的理解不尽相同，在筛选过程中难以避免主观性、偏见等问题而存在误差。

迄今为止，国内外学者对语言系统所做的研究离理想的目标还存在较大的差距。系统功能语言学以自然语言为研究对象，强调语言的社会文化属性，探索语内、语外因素对意义表征的制约作用，具有强大的理论描述和解释力。同时我们也要看到，从功能的角度研究语言虽然可以弥补形式主义的缺陷、解释形式特征出现的动因，但是如果只从功能的角度研究语言，则可能出现形式上的不一致性和空缺现象，从而导致诸多不确定性因素。因此，我们要努力建设跨学科研究，有机整合多种研究方法，创新、改革、扩展原有的知识结构，不断丰富发展系统功能语言学的理论和实践内涵。

9.3　对 AD 患者言语障碍的研究趋势分析

中国人口基数大,社会老龄化严重,言语障碍患者的语言康复问题一直受到社会各界的关注和重视。但是目前我国语言康复事业还处在起步阶段,任重而道远。今后的研究在以下四个方面还可以大有作为:

第一,AD 患者语言意义和系统功能研究。AD 患者语言障碍的研究主要集中在欧美国家,我国起步较晚,相关研究相对落后,现有的研究方法以病理语言实验研究为主,学者通过临床治疗中获取的音频语料作为研究对象,对患者和健康老人的语料进行词汇、句法及语义的对比研究。但是对患者产出的自然语言关注度不够,即对在自由会话场合中所使用语言的复杂性关注度不够,以及对处于不同病程的患者言语行为的关注度不够,而系统功能语言学以小句为意义单位,表达意义的过程就是从语言各个子系统中有意识地进行选择的过程,强调语言在真实语境中的使用,具有很强的操作性和实用性,可望据此挖掘言语缺陷患者的语言资源,寻找有效交际和言语康复训练方法,改善患者的语言功能。可以预期的是,系统功能语言学在 AD 诊治方面的应用研究还将不断深入,并取得更为丰硕的研究成果。

第二,语言学与多学科交叉研究的融合发展。目前,对 AD 患者进行研究的工具,如 AD 患者语言测试工具、语料库处理工具,基于眼动、脑电及脑成像等技术多以医学诊断及防治为目的,对患者语言认知神经机制的实验研究、多模态语料库实证研究方法较为匮乏。近年来涉及的 AD 研究主题出现了越来越多的交叉和重合现象,大批神经语言学、临床医学、老年康复学研究者聚焦于 AD 患者大脑的病变与语言表达、行为能力的剖析,形成了丰富的论文与著作成果。因此,应坚持跨学科研究的视角,采用多学科研究角度和合作方式,整合与患者言语障碍、康复训练学科关系密切的医学、社会学、心理学等优势资源,如建立大规模汉语 AD 患者多模态数据库、AD 患者语言康复诊疗研究机构等,共同推动我国相关语言治疗学科的发展,同时也为政府制定患者养老、医疗等决策和方案提供相关支持。

第三,基于眼动、脑电及脑成像等技术对患者语言认知神经机制的实验研究。人们已经开始使用眼动、脑电、正电子断层扫描、功能性核磁共振、事件相关电位(ERPM)、脑磁图(MEG)等非损伤性成像技术来研究 AD 患者的大脑损伤部位(如大脑前额皮质层、灰质、白质、海马体以及其他脑区域),为探索 AD 语言认知机制提供了神经学的支撑。诸多实验表明,将传统的实验性观察测试研究方法与神经行为学实验研究方法有机结合,不仅可以系统地描述语言障碍的外在话语表现,还可以揭示人脑言语加工的时间进程及相应的神经机制,这也是未来研究的一个新思路。语言结构的产生是一个创造性的过程,是极为复杂的心理和生理共同作用的过程。随着临床语言学的发展,未来可以借助先进的功能性成像技术和神经心理测验进一步明确语义选择与大脑活动之间的关系,这对系统功能学派传统的个体间研究视角是一个有力的补充。

第四,人工智能时代言语障碍患者语言康复训练、辅助交流设备的研究。早在20世纪70年代,美国就已经开发出基于图形系统、符号库的设备用于脑神经患者的语言康复训练。目前我国对于AD患者和老年认知障碍患者的语言干预与发达国家尚有较大差距。我国老年人数量庞大,由于传统康复理念陈旧,康复手段落后,对老年言语障碍的筛查不够普及,很多早期患者出现的言语障碍往往被认为是正常的语言老化,随着病情的不断发展,最终完全失语,错过了语言康复矫治的时机,对AD患者的生活产生极大的负面影响,因此言语障碍的治疗将成为未来语言学研究的趋势。由于汉语重意合,语法构成复杂多变,还存在吴语、粤语、湘语、客家话等汉语方言、少数民族地方语言等问题,加上语言的康复训练、护理受到患者个体、状态等因素影响,因此缺少汉语语言能力常模、针对普通话和方言语言障碍的诊断标准、汉语言语失调的康复训练方法。随着计算机模式识别和信号处理技术的进步,以及人工智能领域的繁荣和发展,可结合语音识别技术和辅助沟通增强与替代系统的技术,优化言语康复训练的语音识别、电子语音输出设备的研发,并应用到多种言语失调症的康复训练中。

参考文献

[1] Asp E D, Jessica D. When language breaks down[M]. Cambridge：Cambridge University Press,2010：163 – 166.

[2] Appell J, Kertesz A, Fisman M. A study of language functioning in Alzheimer patients[J]. Brain and Language, 1982, 17(1)：73 – 91.

[3] Ash S, Grossman M. Why study connected speech production？ [M]. Cambridge：Cambridge University Press,2015.

[4] Altmann L J P, Kempler D, Andersen E S. Speech errors in Alzheimer's disease：Reevaluating morphosyntactic preservation[J]. Journal of Speech, Language, and Hearing Research, 2001, 44(5)：1069 – 1082.

[5] Armstrong E. Language disorder：A functional linguistic perspective[J]. Clinical Linguistics & Phonetics, 2005,19(3)：137 – 153.

[6] Almor A, Kempler D, MacDonald M C, et al. Why do Alzheimer patients have difficulty with pronouns? Working memory, semantics, and reference in comprehension and production in Alzheimer's disease[J]. Brain and Language,1999, 67(3)：202 – 227.

[7] Ash S, Moore P, Vesely L, et al. The decline of narrative discourse in Alzheimer's disease[J]. Brain and Language, 2007, 103：181 – 182.

[8] Bayles K A. Language function in senile dementia[J]. Brain and Language, 1982, 16：265 – 280.

[9] Burzio L. Italian syntax：A government-binding approach[M]. Dordrecht：Kluwer Academic Publishers, 1986.

[10] Burton D. Through glass darkly：Through dark glasses[M]//Ross G, Carter R. Language and literature：An introductory reader in stylistics. London：

George Allen & Unwin,1982:195 – 214.

[11] Biber D, Federica B. Lexical bundles in university spoken and written registers[J]. English for Specific Purpose, 2007(3):263 – 286.

[12] Baddeley A. Working memory thought, and action[M]. Oxford: Oxford University Press,2007.

[13] Bayles K A, Tomoeda C K, Trosset M W. Relation of linguistic communication abilities of Alzheimer's patients to stage of disease[J]. Brain and Language,1992, 42:454 – 472.

[14] Bayles K, Tomoeda C, Kasniak A. Verbal perseveration in dementia patients[J]. Brain and Language, 1985, 2:102 – 116.

[15] Barresi B A, Nicholas M, Connor L T, et al. Semantic degradation and lexical access in age-related naming failures[J]. A Journal on Normal and Dysfunctional Development,2000,7(3):169 – 178.

[16] Bayles K A, Kaszniak A W , Tomoeda C K. Communication and cognition in normal aging and dementia[M]. Boston:College-Hill Press,1987.

[17] Martin J B, Michael R P, Nicole M, et al. The handbook of clinical linguistics[M]. Oxford: Blackwell,2008:425 – 430.

[18] Ball M J, Kent R D. The new phonologies: Developments in clinical linguistics[M]. San Diego: Singular Publishing Group,1997.

[19] Brezina V,McEnery T, Wattam S. Collocations in context: A new perspective on collocation networds[J]. International Journal of Corpus Linguistics, 2015, 20(2):139 – 173.

[20] Biber D. If you look at lexical bundles in university teaching and textbooks [J]. Applied Linguistics,2006(3):25.

[21] Crystal D. Clinical linguistics[M]. Vienna: Springer,1981:594 – 615.

[22] Cummings L. Dementia of the Alzheimer type: An inventory of diagnostic clinical features[J]. Neurology,1986(4):389 – 393.

[23] Cummings L. Clinical linguistics [M]. Edinburgh: Edinburgh University Press,2008:417 – 425.

[24] Chapelle C A. Some notes on systemic functional linguistics[M]//Fontaine L, Bortlett T, O'Grady G. Systematic – functional linguistic: Exploring choice. Cambridge: Cambridge University Press,1998:134 – 151.

［25］ Crespo A C, Silva B, Marques L, et al. Genetic and biochemical markers in patients with Alzheimer's disease support a concerted systemic iron homeostasis dysregulation［J］. Neurobiol Aging, 2014, 35(4) : 777 – 785.

［26］ Caplan D, Waters G. Sentence comprehension in Alzheimer's disease ［M］//Connor L T, Obler K L. Neurobehavior of language and cognition. Norwell, MA: Kluwer Academic, 2002 : 61 – 76.

［27］ Carter R, Aldridge S, Page M, et al. The human brain book［M］. London: Penguin Random House, 2019.

［28］ Cummings J L, Benson D F, Hill M A, et al. Aphasia in dementia of the Alzheimer type［J］. Neurology, 1985, 35 : 304 – 397.

［29］ Davis G A, Wilcox M J. Adult aphasia rehabilitation: Applied pragmatics ［M］. Windsor: NFER – Nelson, 1985.

［30］ Dijkstra K, Bourgeois M, Allen R, et al. Conversational coherence: Discourse analysis of older adults with and without dementia［J］. Journal of Neurolinguistics, 2004(17) : 263 – 283.

［31］ Dixon R M W. Ergativity［M］. Cambridge: Cambridge University Press, 1994.

［32］ Donaldson G S, Talmage E K, Rogers C L. Vowel identification by younger and older listeners: Relative effectiveness of vowel edges and vowel centers ［J］. Journal of the Acoustical Society of America, 2010, 28 (3) : EL105 – EL114.

［33］ Danesi M. Metaphorical competence in second language acquisition and second language teaching: The neglected dimension［M］//Alatis J E. Georgetown University round table on language and linguistics: Language communication and social meaning. Washington D C: Georgetown University Press, 1992 : 490.

［34］ Kynette D, Kemper S. Aging and the loss of grammatical forms: A cross-sectional study of language performance［J］. Language & Communication, 1986, 6 : 65 – 72.

［35］ Duong A, Whitehead V, Hanratty K, et al. The nature of lexico-semantic processing deficits in mild cognitive impairment［J］. Neuropsychologia, 2006, 44(10) : 1928 – 1935.

［36］ Ellis D. Coherence patterns in Alzheimer's discourse［J］. Communication

Research, 1996(23):472 – 495.

[37] Edith C, Kurt K, Debra D, et al. The efficacy of PACE in the remediation of naming deficits[J]. Journal of Communication Disorders,1988,6:491 – 503.

[38] Federmeier K D, Kutas M. Aging in context:Age-related changes in context use during language comprehension[J]. Psychopiology,2005,42(2):133 – 141.

[39] Federmeier K D, Kutas M, Schul R. Age-related and individual differences in the use of prediction during language comprehension[J]. Brain and Language,2010, 115(3):149 – 161.

[40] Fraser K C, Meltzer J A, Rudzicz F. Linguistic features identify Alzheimer's disease in narrative speech[J]. Journal of Alzheimer's Disease, 2016, 49 (2): 407 – 422.

[41] Ferguson A, Thomson J. Systemic functional linguistics and communication impairment[M]//Martin J B, Michael R P, Nicole M, et al. The handbook of clinical linguistics. Oxford: Blackwell, 2008:130 – 145.

[42] Friederici A D. Language in our brain [M]. Cambridge:The MIT Press, 2017.

[43] Fuster J M. The prefrontal cortex[M]. 5th ed. Amsterdam: Elsevier, 2015.

[44] Frisina D R, Frisina R D. Speech recognition in noise and presbycusis: Relations to possible neural mechanisms[J]. Hearing Research, 1997, 106: 95 – 104.

[45] Firth J R. The semantics of linguistic science[M]//Firth J R. Papers in linguistics. London:Oxford University Press,1957:139 – 147.

[46] Fox R A, Wall L G, Gokcen J. Age-related differences in processing dynamic information to identify vowel quality[J]. Journal of Speech, Language, and Hearing Research, 1992,35:892 – 902.

[47] Gardner H. The shattered mind: The person after brain damage[M]. New York: Random House,1974.

[48] Anumanchipalli G K, Chartier J, Chang E F. Speech synthesis from neural decoding of spoken sentences[J]. Nature,2019:491.

[49] Grossman M P, Koenig G, Glosser C, et al. Neural basis for semantic memory difficulty in Alzheimer's disease: An fMRI study[J]. Brain,2003(2):

292 – 311.

[50] Graham N, Emery T, Hodges J. Distinctive cognitive profiles in Alzheimer's disease and subcortical vascular dementia[J]. Journal of Neurology, Neurosurgery and Psychiatry, 2004(1):61 – 71.

[51] Grundwell P,James A. The functional evaluation of language disorders[M]. London: Croom Helm,1989:184 – 191.

[52] Widdershoven G A M. The physician-patient relationship: A hermeneutic perspective[M]//Lie R K, Schotsman P T, Hansen B, et al. Healthy thoughts: European perspectives on Health Care Ethics. Sterling, VA: Peeters, 2002: 69 – 80.

[53] Glosser G, Henderson V W, Writing impairments in Alzheimer's disease [M]// Connor L T, Obler K L. Neurobehavior of language and cognition. Norwell, MA:Kluwer Academic, 2002:77 – 94.

[54] Hoffmann L, Nemeth D, Dye C D, et al. Temporal parameters of spontaneous speech in Alzheimer's disease[J]. International Journal of Speech-Language Pathology, 2010,12(1): 29 – 34.

[55] Hamilton H E. Conversations with an Alzheimer's patient[M]. Cambridge: Cambridge University Press,1994:412 – 419.

[56] Harley T A, Oliver T M, Jessiman L J,et al. Ageing makes us dyslexic[J]. Aphasiology, 2013(4):490 – 505.

[57] Holland A. Some practical consideration in aphasia rehabilitation[M]//Sullivan M, Kommers M. Rationale for adult aphasia therapy. Omaha: University of Nebraska Medical Center,1979:180 – 191.

[58] Hariharan M, Raghavendra R C, Rana S, et al. Similarity index: A new approach to measuring doctor-patient communication [J]. Psychological Studies, 2015, 60 (4):462 – 467.

[59] Himmelstein M S, Sanchez D T. Masculinity in the doctor's office:Masculinity, gendered doctor preference and doctor-patient communication [J]. Preventive Medicine, 2016, 84(1):34 – 40.

[60] Halliday M A K, Mcintosh A, Stevens P D. The linguistic science and language teaching[M]. London & New York: Longman, 1964.

[61] Halliday M A K. Language structure and language function[M]// Lyons J.

New horizons in linguistics. Harmondsworth: Penguin,1972.

[62] Halliday M A K. Explorations in the functions of language[M]. London: Edward Arnold,1976.

[63] Halliday M A K. An introduction to functional grammar[M]. London: Edward Arnold,1985/1994/2000.

[64] Halliday M A K. An introduction to functional grammar [M]. Beijing: Foreign Language Teaching and Research Press, 1978/1985:87 - 440.

[65] Halliday M A K, Hasan R. Language, context, and text: Aspects of language in a social-semiotic perspective [M]. Victoria: Deakin University, 1985.

[66] Halliday M A K, Fawcett R P. Introduction: The problem of how to make progress in linguistics - and keep your friends[M]//Halliday M A K, Fawcett R P. New developments in systemic linguistics. London: Pinter,1987.

[67] Halliday M A K. Linguistics as metaphor[M]//Simon-Vandenbergen A M, Davids K, Noel D. Reconnecting language: Morphology and syntax in functional perspectives. Amsterdam: Benjamins,1997:3 - 27.

[68] Halliday M A K, Matthiessen C M I M. Construing experience through meaning: A language-based approach to cognition[M]. London and New York: Cassell,1999.

[69] Halliday M A K, How do you mean? [M]//Webster J. On grammar. New York: Continuum, 2002:352 - 368.

[70] Helfer K S, Huntley R A. Aging and consonant errors in reverberation and noise[J]. Journal of the Acoustical Society of America, 1991,90: 1786 - 1796.

[71] Harley T A, Oliver T M, Jessiman L J,et al. Ageing makes us dyslexic[J]. Aphasiology, 2013(4):490 - 505.

[72] Hamilton H E. Conversations with an Alzheimer's patient[M]. Cambridge: Cambridge University Press,1994:412 - 419.

[73] Halliday M A K. Language and education[M]//Halliday M A K, Webster J J. Collected works of M. A. K. Halliday. London:Continuum, 2007: 269 - 290.

[74] Halliday M A K. Language as social semiotic: The social interpretation of language meaning[M]. London:Edward Anord, 1978.

[75] Halliday M A K. Language structure and language function[M]//Lyons J. New horizons in linguistics. Harmondsworh: Penguin, 1970:140 - 165.

[76] Halliday M A K. Linguistic function and literary style: An inquiry into the language of william golding's the inheritors[C]//Chatman S B. Literary style: A symposium. New York:Oxford University Press,1971:330 - 368.

[77] Halliday M A K. An introduction to functional grammars [M]. Beijing: Foreign Language Teaching and Research Press, 2000.

[78] Halliday M A K, Fawcett R P. Theory and description[M]//Halliday M A K, Fawcett R P. New developments in systemic linguistics. London, New York:Frances Pinter, 1987:1 - 4.

[79] Halliday M A K. A note on systemic functional linguistics and the study of language disorders[J]. Clinical Linguistics & Phonetics, 2005 (3): 133 - 135.

[80] Halliday M A K, Hasan R. Cohesion in English[M]. London:Longman,1976.

[81] Hopper P J, Tompson S A. Transtivity in grammar and discourse [J]. Language, 1980(2):251 - 299.

[82] Hier D B, Hagenlocker K, Shindler A G. Language disintegration in dementia: Effects of etiology and severity[J]. Brain and Language,1985,25: 17 - 33.

[83] Huff F J, Corkin S, Growdon J H. Semantic impairment and anemia in Alzheimer's Disease[J]. Brain and Language, 1986, 28:235 - 249.

[84] Irigary L. Le language des dements[M]. The Hague: Mouton,1973.

[85] Johnson M H. Functional brain development during infancy[M]//Bremner J G, Wachs T D. The Wiley-Blackwell handbook of infant development. 2nd ed. West Sussex: Wiley-Blackwell, 2010:295 - 314.

[86] Jin S H, Liu C, Sladen D P. The effects of aging on speech perception in noise: Comparison between normal-hearing and cochlear-implant listener [J]. Journal of the American Academy of Audiology, 2014, 25(7):656.

[87] Joanen T, McNease L, Fergusion M W. The effects of egg incubation temperature on post-hatching growth of American alligators[M]//Coe M, Webb G J W, Manolis S C, et al. Wildlife management: Crocodiles and alligators. New South Wales: Surrey Bealty and Sons,1987:533 - 537.

[88] Johns T. Data-driven learning: The perpetual challenge[M]// Kettemann B, Marko G. Teaching and learning by doing corpus analysis. Amsterdam: Rodopi,2002:107 – 117.

[89] Krashen S D. Principles and practice in second language acquisition[M]. Oxford:Pergamon Press,1982.

[90] Kynette D, Kemper S. Aging and the loss of grammatical forms: A cross-sectional study of language performance[J]. Language and Communication, 1986, 6: 43 – 49.

[91] Kennedy G. An introduction to corpus linguistics[M]. London:Longman,1998.

[92] Kempler D, Almor A, Macdonald M C, et al. Working with limited memory: Sentence comprehension in Alzheimer's Disease[M]//Kemper S, Kiiegl R. Constraints on language: Aging, grammar, and memory. New York: Springer, 2002: 227 –246.

[93] Kemper S, Summer A. The structure of verbal abilities in young and older adults[J]. Psychology and Aging, 2001, 16(2):312 –322.

[94] Kempler D. Syntactic and symbolic abilities in Alzheimer's Disease[M]. Los Angeles: University of California Press,1984.

[95] Kennedy C. Systemic grammar and its use in literary analysis[J]. Language and Literature, 1982(1):83 – 100.

[96] Lemke J L. Interpersonal meaning in English textbook discourse[M]//Martin J R, Veel R. Reading science: Critical and functional perspectives on discourses of science. London: Routledge,1992.

[97] Lemke J L. Multiplying meaning: Visual and verbal semiotics in scientific text[M]// Martin J R, Veel R. Reading science: Critical and functional perspectives on discourses of science. London: Routledge,1998.

[98] Lezak M. Neuropsychological assessment[M]. 3rd ed. New York:Oxford University Press,1995.

[99] Lyons J. Introduction to theoretical linguistic[M]. Cambridge: Cambridge University Press,1968.

[100] Leshowitz B, Lindstrom R, Zurek P. Psychophysical tuning curves in normal and impaired ears[J]. Journal of the Acoustical Society of America, 1975,58: 71.

[101] Li C H, Thompson S A. Third-person pronouns and zero-anaphora in Chinese discourse[M]//Givon T. Discourse and syntax. New York: Academic Press,1979.

[102] Lamb S. Systemic network, relational network and choice[M]// Fontaine L, Bartlett T, O'Grady G. Systemic functional linguistics: Exploring choice. New York: Cambridge University Press, 2013:151.

[103] Lopez C. Language is the soul of the nation: Language, education, identity and national unity in Malaysia[J]. Journal of Language, Identity, and Education, 2014(13):217 − 223.

[104] Lakoff G, Johnson M. Philosophy in the flesh: The embodied mind and its challenge to western thought[M]. New York: Basic Books,1999.

[105] Lakoff G, Johnson M. Metaphors we live by[M]. Chicago: University of Chicago Press,1993.

[106] Matthiessen C M I M. Lexicon-grammatical cartography: English systems [M]. Tokyo:International Language Sciences, 1995.

[107] Matthiessen C M I M. Language, social life and discursive maps[C]// Australian Systemic Functional Linguistics Conference. Adelaide, Australia, 2003.

[108] Martin A, Fedio P. Word production and comprehension in Alzheimer's Disease: The breakdown of semantic knowledge[J]. Brain and Language, 1983(19):124 − 141.

[109] Martin J R, Rose D. Working with discourse:Meaning beyond the clause [M]. London: Continuum,2003.

[110] Mortensen L. Written discourse and acquired brain impairment: Evaluation of structural and semantic features of personal letters from a systemic functional linguistic perspective[J]. Clinical Linguistics & Phonetics, 2003 (3):227 − 247.

[111] Meyerson M D. The effects of aging on communication[J]. Journal of Gerontology, 1976(1):29 − 38.

[112] Madden D J, Langley L K. Age-related changes in selective attention and perceptual load during visual search[J]. Psychology & Aging, 2003,18: 54 − 67.

[113] Martinez-Sanchez F, Meilan J J, Garcia-Sevilla J, et al. Oral reading fluency analysis in patients with Alzheimer Disease and asymptomatic control subjects[J]. Neurologia,2013, 28(6): 325 – 331.

[114] Meilan J J G, Martinez-Sanchez F, Carro J, et al. Acoustic markers associated with impairment in language processing in Alzheimer's Disease[J]. Spanish Journal of Psychology,2012, 15(2): 487 –494.

[115] March E G, Wales R, Pattison P. The uses of nouns and deixis in discourse production in Alzheimer's Disease[J]. Journal of Neurolinguistics, 2006, 19(4): 311 –340.

[116] Mayer D. Essential evidence-based medicine[M]. Cambridge: Cambridge University Press,2010.

[117] Mysak E D, Hanley T D. Vocal aging[J]. Geriatrics, 1959,14: 652 – 656.

[118] Baker M. Corpus linguistics and translation studies—Implications and applications[M]//Baker M, Francis G, tognini-Bonelli E. Text and technology: In honour of John Sinclair. Amsterdam & Philadelphia: John Benjamins, 1993:232.

[119] Melrose R. How a neurological account of language can be reconciled with a linguist's account of language: The case of systemic functional linguistics [J]. Journal of Neurolinguistics, 2005 (1):401 –421.

[120] Martin J R. Grammar meets genre: Relections on the "Sydney School" [R]. Inaugural lecture, University of Sydney, 2000 –08 –31.

[121] Matthiessen C. THEME as an enabling resource in ideational knowledge construction[M]. Ghadessy M. Thematic development in English texts. London: Pinter,1995:20 –54.

[122] Mitchell R L C. Age-related decline in the ability to decode emotional prosody: Primary or secondary phenomenon? [J]. Cognition & Emotion, 2007, 21:1435 –1454.

[123] Mukari Z M S, Wahat N H A, Mazlan R. Effects of ageing and hearing thresholds on speech perception in quiet and in noise perceived in different locations[J]. Korean Journal of Audiology,2014,18: 112 –118.

[124] Mills D M. Determining the cause of hearing loss: Differential diagnosis u-

sing a comparison of audiometric and otoacoustic emission responses[J].
Ear Hear,2006, 27:508 – 525.

[125] Manouilidou C, Almeida R, Schwartz G, et al. Thematic roles in Alzhei-
mer's Disease: Hierarchy violations in psychological predicates[J]. Jour-
nal of Neurolinguistics, 2009(22): 167 – 186.

[126] Nebes R D, Martin D C, Horn L C. Sparing of semantic memory in Alzhei-
mer's Disease [J]. Journal of Abnormal Psychology, 1984, 93:
321 – 330.

[127] Nebes R. Cognitive dysfunction in Alzheimer's Disease[M]//Craik C,
Salthouse T. The handbook of aging and cognition. New Jersey: Lawrence
Erlbaum,1992:373 – 446.

[128] Obler L K. Neurolinguistic aspects of language loss as they pertain to sec-
ond language attrition[M]//Lambert R D, Freed B F. The Loss of Lan-
guage Skills. MA:Newbury House, 1982.

[129] Ohta N. The need for a lifespan developmental approach within memory re-
search is more urgent than ever[M]//Graf P, Ohta N. Lifespan develop-
ment of human memory. MA:The MIT Press,2002:3 – 12.

[130] Orange J B, Kertesz A. Discourse analysis and dementia[J]. Brain and
Language, 2000, 71:172 – 174.

[131] Penn C. The profiling of syntax and pragmatics in aphasia[J]. Clinical
Linguistics & Phonetics, 1988(2):179 – 208.

[132] Petrides M. Neuroanatomy of language regions of the human brain[M].
Amsterdam: Elsevier, 2014.

[133] Radvansky G A, Dijkstra K. Aging and situation model processing[J].
Psychonomic Bulletin & Review, 2007, 14(6):1027 – 1042.

[134] Roudaia E, Sekuler A B, Bennett P J, et al. Aging and audio-visual and
multi-cue integration in motion [J]. Frontiers in Psychology, 2013,
4: 267.

[135] Verhaeghen P. Aging and vovabulary scores: A meta-analysis[J]. Psy-
chology and Aging,2003, 18:332 – 339.

[136] Vertanen K, Trinh H, Waller A,et al. Applying prediction techniques to
phoneme-based AAC systems[C]. Proceedings of the Third Workshop on

Speech and Language Processing for Assistive Technologies,2012:19 – 27.

[137] Sims R, Hill M, Williams J. The multiplex model of the genetics of Alzheimer's Disease [J]. Nature Nouroscience, 2020(23):311 –322.

[138] Radden G, Panther K U. Introduction: Reflections on motivation[M]// Radden G, Panther K. Studies in linguistic motivation. Berlin, New York: Mouton de Gruyter, 2004:1 –46.

[139] Miller R M. The dubious case for metaphors in educational writing[J/OL]. Educational Theory, Wiley online library, 1976.

[140] Fawcett R P. Invitation to systemic functional linguistics through the Cardiff Grammar: An extension and simplification of Halliday's systemic functional grammar[M]. 3rd ed. London:Arnold,2018.

[141] Ravelli L. Getting started with functional analysis of text[M]//Unsworth L. Researching language in schools and communities:Functional lingnistic perspectives. London: Cassell,2000:27 –64.

[142] Schwartz M F,Marin O S, Saffarn E M. Dissociations of language function in dementia:A case study[J]. Brain and Language, 1979(3): 277 –306.

[143] Shafto M A, Tyler L K. Language in the aging brain: The network dynamics of cognitive decline and preservation[J]. Science, 2014(6209):583 –587.

[144] Sajjadi S A, Patterson K, Tomek M, et al. Abnormalities of connected speech in semantic dementia vs Alzheimer's Disease [J]. Aphasiology, 2012,26(6): 847 –866.

[145] Schwartz B L. Tip-of-the-tongue states[M]. New Jersey: Lawrence Erlbaum Associates Publishers, 2002.

[146] Steinhauer K, Abada S H, Pauker E, et al. Prosody-syntax interactions in aging: Event-related potentials reveal dissociations between on-line and off-line measures[J]. Neuroscience Letters,2010, 472(2):133 –138.

[147] Slawinski E B. Age-related changes in the categorical perception of stop consonants[J]. Journal of the Acoustical Society of America,1996,99(4): 2592 –2603.

[148] Stine E L, Wingfields A. Process and strategy in memory for speech among younger and older adults[J]. Psychology & Aging, 1987(2): 272 –279.

[149] Stern Y. What is cognitive reserve? Theory and research application of the

reserve concept[J]. Journal of the International Neuropsychological Society, 2002, 8(3):448 – 460.

[150] Smith G E, Bondi M. Mild cogitative impairment and dementia[M]. New York: Oxford University Press, 2013.

[151] Steen G J, et al. A method for linguistic metaphor identification [M]. Amsterdam: John Benjamins, 2010.

[152] Thompson G. Introduction functional grammars[M]. Beijing: Foreign Language Teaching and Research Press, 2000.

[153] Thomson J. Textual resources in the narratives of children with and without language disorder[R]. Unpublished Master's Thesis, The University of Newcastle, Australia, 2000.

[154] Thomson J. Clinical discourse analysis: One theory or many? [J]. Advances in Speech Language Pathology, 2003(5): 41 – 49.

[155] Thompson G. Corpus, patterns and grammar: Is it enough to trust the text? [C]. Paper Presented at 11th Euro-International Systemic Functional Linguistics Workshop, Glasgow University, 2000.

[156] Thompson G. Introducing functional grammar[M]. Beijing: Foreign Language Teaching and Research Press, 1996/2000/2004.

[157] Ungerer F, Schemid H J. An introduction to cognitive linguistics[M]. Beijing: Foreign Language Education Press, 2001.

[158] Verschuere J. Understanding pragmatics[M]. London: Arnold, 1999.

[159] Weiner M F, Lipton A M. The dementias: Diagnosis, treatment and research [M]. 3rd ed. Virginia: American Psychiatric Publishing, Inc, 2003.

[160] Well N E J. Dementia in old age [M]. London: Office of Health Economics, 1979.

[161] Wingfield A, Grossman M. Language and the aging brain: Patterns of neural compensation revealed by functional brain imaging[J]. Journal of Neuro Biology, 2006, 96(6):2830 – 2839.

[162] Wang Y, Yang X, Liu C. Categorical perception of mandarin Chinese tones 1 – 2 and tones 1 – 4: Effects of aging and signal duration[J]. Journal of Speech Language & Hearing Research, 2017, 60: 3667 – 3677.

[163] Yang X, Wang Y, Xu L, et al. Aging effect on mandarin Chinese vowel and tone identification[J]. Journal of the Acoustical Society of America, 2015,138(4):EL411 – EL416.

[164] Yi X. Contextual tonal variations in mandarin[J]. Journal of Phonetics, 1997, 25:61 – 83.

[165] Yang H, Guan H,Yang M,et al. Upregulation of mitochondrial ferritin by proinflammatory cytokines:Implications for a role in Alzheimer's Disease [J]. Alzheimer's Disease,2015(3):797 – 811.

[166] 陈平.汉语零形回指的话语分析[J].中国语文,1987(5):363 – 378.

[167] 陈松云,杨劲松.意义、表达与结构的三维统一———论多模态隐喻意义建构的哲学思维[J].外语电化教学,2014(5):15 – 17.

[168] 陈振艳.现代汉语篇章主位推进模式及相关问题[J].湖南工程学院学报(社会科学版),2020(3):47 – 52.

[169] 程士静,何文广.语义认知的习得、发展和老化及其神经机制[J].心理科学进展,2020,28(7):1156 – 1163.

[170] 崔刚.语言学与失语症研究[J].外语教学与研究,1998(1):3 – 5.

[171] 董芳良.现代汉语祈使句的句末助词"吧"语用功能探析[J].华文教学与研究,2016(1):85 – 92.

[172] 董一灵."这""那"的指示作用在篇章中的运用及不对称综述[J].现代语文(语言研究版),2007(5):52 – 53.

[173] 方文礼.试论英语时体的人际功能[J].外语与外语教学,1999(4):9 – 11.

[174] 范文芳.英语语气隐喻[J].外国语(上海外国语大学学报),2000(4):29 – 34.

[175] 高虹,陈西平.软骨藻酸的毒性作用机制研究概况[J].国外医学(卫生分册),2002,29(5):297 – 299.

[176] 何中清.英语心理过程小句中的隐喻研究[M].北京:对外经济贸易大学出版社,2014.

[177] 何伟,王敏辰.英汉语复合时相之功能视角比较研究[J].中国外语,2017,14(1):26 – 35.

[178] 何伟,仲伟.系统功能语法视角下汉语小句的限定与非限定之分[J].外语教学,2017(5):7 – 12.

[179] 黄立鹤.近十年老年人语言衰老现象研究:回顾与前瞻[J].北京第二外国语学院学报,2015(10):17－24.

[180] 黄立鹤,王晶,李云霞.阿尔茨海默病言语障碍表现及相关神经心理学量表编制问题[J].语言战略研究,2019(5):34－43.

[181] 黄立鹤.语料库4.0:多模态语料库建设及其应用[J].解放军外国语学院学报,2015,38(3):48.

[182] 黄国文.英语语言问题研究[M].广州:中山大学出版社,1999.

[183] 黄国文.语篇分析概要[M].长沙:湖南教育出版社,1988.

[184] 黄国文.功能语言学与语篇分析研究[M].北京:高等教育出版社,2009.

[185] 黄国文.系统功能语言学研究中的整合[J].中国外语,2002(1):17－23.

[186] 黄国文.语篇分析与系统功能语言学理论的建构[J].外语与外语教学,2010(5):1－4.

[187] 黄国文,刘衍.语言复杂性的功能语言学研究——《爱丽丝漫游奇遇记》原著与简写本难易程度比较[J].外语教学,2015(2):1－7.

[188] 黄国文.翻译研究的功能语言学途径[J].中国翻译,2004,25(5):15－18.

[189] 黄南松.现代汉语的指称形式及其在篇章中的运用[J].世界汉语教学,2001(2):28－37.

[190] 黄伯荣,廖序东.现代汉语[M].北京:高等教育出版社,2017.

[191] 顾曰国.老年语言学发端[J].语言战略研究,2019(5):13－33.

[192] 顾曰国.当代语言学的波形发展主题二:语言、人脑与心智[J].当代语言学,2010(4):289－311.

[193] 顾明远.教育大辞典[M].上海:上海教育出版社,1998.

[194] 郭起浩,洪震.神经心理评估[M].上海:上海科学技术出版社,2013.

[195] 郭起浩,洪震,史伟雄,等.遗忘型轻度认知功能损害与极轻度阿尔茨海默病患者临床和心理学特征的鉴别[J].中国临床康复期刊,2006(26):4－6.

[196] 郭起浩,赵倩华,曹歆轶,等.中文卡片分类测验的编制和效度检验[J].中国现代神经疾病杂志,2010(2):208－212.

[197] 郭起浩,洪震,付建辉,等.语义性痴呆:一例汉语病人的个案研究[J].中国临床心理学杂志,2003(4):253－255.

[198] 郭浩辰.语气隐喻人际意义的跨文化构建[D].南京:南京大学,2019.

[199] 李战子.功能语法中的人际意义框架的扩展[J].外语研究,2001(1):48－54.

[200] 李战子.话语的人际意义研究[M].上海:上海外语教育出版社,2002.

[201] 李战子.从语气、情态到评价[J].外语研究,2005(6):14－19.

[202] 李战子,程子航.韩礼德文集评介[J].外语研究,2008(4):102－104.

[203] 李战子,陆丹云.系统功能语言学的研究热点和发展方向[J].中国外语,2012(6):91－96.

[204] 李华兵.多模态的意义潜势与多元识读能力研究[D].重庆:西南大学,2017.

[205] 李宇峰.老年人言语交际障碍实证研究[D].吉林:吉林大学,2016.

[206] 刘慧.失忆性贝毒(AST)在欧洲大扇贝 Pecten maximus 体内的积累及其影响[D].青岛:中国海洋大学,2007.

[207] 刘慧云.状语主位及其语篇功能[J].广东技术师范学院学报,2010(5):95－97.

[208] 刘建鹏,赵俊海,杜惠芳.基于语料挖掘的阿尔茨海默症患者话语深层正式度研究[J].解放军外国语学院学报,2017(3):36－44.

[209] 刘红艳.基于语料库的老年性痴呆患者找词困难研究[J].解放军外国语学院学报,2014(1):42－52.

[210] 刘红艳.阿尔茨海默症患者语言障碍研究现状和进展——基于病理语言学的实验研究综述[J].外语电化教学,2020(5):72－78.

[211] Obler L, Gjerlow K, 刘红艳.《语言与人脑》述评[J].当代语言学,2005(1):74－79.

[212] 刘红艳.老年性痴呆患者与正常老年人的现场即席话语能力研究[D].北京:北京外国语大学,2006.

[213] 刘宇红.语言的神经基础[M].北京:中国社会科学出版社,2007.

[214] 刘磊.如何用 R 开展语言学研究:数据探索和统计分析述评[J].语料库语言学,2019(1):110－114.

[215] 刘楚群.口语非流利产出与衰老关联度研究[J].井冈山大学学报(社会科学版),2020(5):108－114.

[216] 刘晓林,王扬略.略论为什么现代汉语发展成为话题优先型语言[J].语言研究,2012(1):21－26.

[217] 刘军.额叶脑外伤数字正反序工作记忆的功能 MRI 研究[D].上海:复旦大学,2006.

[218] 刘辰诞.教学篇章语言学[M].上海:上海外语教育出版社,1999.

[219] 吕叔湘.中国文法要略[M].北京:商务印书馆,1942/1982.

[220] 吕叔湘.吕叔湘文集(第一卷):中国文法要略[M].北京:商务印书馆,1990.

[221] 吕叔湘.疑问·肯定·否定[J].中国语文,1985(4):241-250.

[222] 吕叔湘.吕叔湘文集(下卷):中国文法要略[M].北京:商务印书馆,1953.

[223] 吕叔湘.汉语句法的灵活性[J].中国语文,1981(1).

[224] 吕叔湘.吕叔湘汉语语法论文集[M].北京:商务印书馆,1984.

[225] 马建忠.马氏文通[M].北京:商务印书馆,1983.

[226] 马永兴,俞卓伟.现代痴呆学[M].北京:科学技术文献出版社,2008.

[227] 马蓉蓉.辅助沟通系统(AAC)在孤独症儿童沟通障碍中的应用研究[D].杭州:浙江工业大学,2013.

[228] 马明艳.二语学习者汉语语篇构建研究[M].北京:中国社会科学出版社,2015.

[229] 马妍.情景喜剧《武林外传》中幽默语言的人际意义分析[D].哈尔滨:黑龙江大学,2019.

[230] 赵俊海.阿尔茨海默症患者话语的系统功能语言学研究[D].重庆:西南大学,2012.

[231] 赵俊海.阿尔茨海默症语言功能失调的类型及特征评述[J].学术探索,2014(8):129-134.

[232] 赵俊海,龙惠慧.阿尔茨海默症患者话语与记忆的关联探讨[J].楚雄师范学院学报,2014(8):31-32.

[233] 赵俊海,杨炳钧.临床话语分析的系统功能语言学理据及途径[J].中国外语,2012(6):96-101.

[234] 赵俊海.阿尔茨海默症患者话语的衔接与连贯分析[J].楚雄师范学院学报,2012(10):73-80.

[235] 赵元任.英语语调(附美语变体)与汉语对应语调初探[M].北京:商务印书馆,1926.

[236] 赵元任.中国话的文法[M].丁邦新译.北京:商务印书馆,2000.

[237] 赵德全.纯理功能的传译:功能语言学理论框架下的翻译研究[M].保定:河北大学出版社,2000.

[238] 王文峰,张敬源.系统功能语言学的选择思想[J].现代外语,2017(11):34-35.

[240] 王文峰,张敬源.21世纪系统功能语言学研究的新图景——《劳特利奇系统功能语言学手册》述评[J].西安外国语大学学报,2019(3):34-36.

[241] 王文峰,赵晓瑞.认知语义学研究的新成果——《认知语义学》汉译本评介[J].绥化学院学报,2021,41(3):159-160.

[242] 王文峰.系统功能语法视角下现代汉语性状语义的形式与功能[D].北京:北京科技大学,2019.

[243] 王文峰,张敬源.系统功能语言学的选择思想[J].现代外语,2017(11):34-35.

[244] 王力.汉语语法史[M].北京:商务印书馆,2005.

[245] 王力.中国现代语法[M].北京:商务印书馆,1985.

[246] 王力.中国语法理论(上册)[M].北京:中华书局,1955.

[247] 王振华,马玉蕾.评价理论:魅力与困惑[J].外语教学,2007(6):219-230.

[248] 王振华.介入:言语互动中的一种评价视角[D].开封:河南大学,2003.

[249] 王亮,董明敏.衰老对中枢听觉处理的影响[J].中国耳鼻咽喉头颈外科,2007,14(5):262-265.

[250] 王丽红,石凤妍,吴捷,等.老年人汉语阅读时知觉广度的眼动变化[J].中国老年学杂志,2010,30(2):240-243.

[251] 王丽红,白学军,闫国利,等.词频和语境预测性在老年人阅读中的作用:眼动研究[J].中国老年学杂志,2012,32(16):3503-3507.

[252] 王月丽.兼容与冲突:系统功能语言学与语料库语言学的互鉴互补[J].成都理工大学学报(社会科学版),2018(5):95-100.

[253] 龚千炎.现代汉语的时间系统[J].世界汉语教学,1994(1):1-6.

[254] 龚千炎.现代汉语里的受事主语句[J].中国语文,1980(5).

[255] 罗倩,彭聘龄.失语症的语言学研究综述[J].当代语言学,2000(4):248-263.

[256] 罗茜.基于系统功能语法语气系统的汉语医患会话人际意义研究[D].

重庆:西南大学,2015.

[257] 司显柱.功能语言学与翻译研究:翻译质量评估模式建构[M].北京:北京大学出版社,2007.

[258] 阚哲华.文本深层经验意义的语言学透视及物性与作格分析法[J].求索,2006(4):184－186.

[259] 梁莺,黄魏宁,张程,等.正常老年人嗓音变化的观察与分析[J].临床耳鼻咽喉科杂志,2000(11):512－514.

[260] 廖敏,高立群.美国语言康复业快速发展的法规保障及其启示[J].语言战略研究,2017(5):29－39.

[261] 廖秋忠.现代汉语篇章中指同的表达[J].中国语文,1986(2).

[262] 钟宏京,黄河浪,吴磊.阿尔茨海默病危险因素的配对病例对照研究[J].疾病控制杂志,2002(6):50－52.

[263] 周泽仁,蒋超,庞建雄.阿尔茨海默病与颅脑外伤相关性因素临床研究[J].中国当代医药,2010,17(5):149.

[264] 詹天翔.脑外伤与阿尔茨海默病关系的 Meta 分析[D].杭州:浙江大学,2015.

[265] Hodges J R.临床神经心理学认知评估手册[M].2 版.熊丽,等译.武汉:华中科技大学出版社,2013.

[266] 白学军,郭志英,曹玉肖,等.词切分对老年人阅读效率促进作用的眼动心理[J].中国老年学杂志,2012,32(6):1224－1226.

[267] 战菊,朴玉.老龄化社会背景下语言资源分配中的伦理关怀[J].南京社会科学,2010(11):134－139.

[268] 宁美娟.衰老对在噪音背景下汉语声调感知线索使用的影响[D].上海:上海交通大学,2012.

[269] 贾建平,等.中国痴呆与认知障碍诊治指南[M].北京:人民卫生出版社,2016.

[270] 华宏鸣."积极养老"的全方位探索:应对人口老龄化方针、内容和动力的研究[M].上海:复旦大学出版社,2013.

[271] 沈彤.关于言语障碍的神经语言学思考[J].四川外语学院学报,2004(7):14.

[272] 石进芳.二语隐喻能力及其可学性和可教性:回顾、分析与启示[J].外语教学理论与实践,2018(2):44－45.

[273] 束定芳. 论隐喻的认知功能[J]. 外语研究, 2001(2):28.

[274] 宋健楠. 认知隐喻学畛域中情感评价的体验——人际共轭促生理据疏义[J]. 外语研究, 2016(5):21.

[275] 孙亚. 基于语料库工具 WMATRIX 的隐喻研究[J]. 外语教学, 2012(5):7-11.

[276] 周晓康. 现代汉语物质过程小句的及物性系统[J]. 当代语言学, 1999(3):36-50.

[277] 申丹. 有关功能文体学的几点思考[J]. 外国语, 1997(5):1-7.

[278] 旷战. 个体意库、身份建构与情感绑定[D]. 重庆:西南大学, 2017.

[279] 魏在江. 英汉语气隐喻对比研究[J]. 外国语, 2003(4):46-53.

[280] 胡壮麟. 语篇的衔接与连贯[M]. 上海:上海外语教育出版社, 1994.

[281] 胡壮麟, 朱永生, 张德禄. 系统功能语法概论[M]. 长沙:湖南教育出版社, 1989.

[282] 胡壮麟. 英汉译文语气系统的多层次和多元功能解释[J]. 外国语, 1994(1):1-7.

[283] 胡壮麟. 系统功能语言学的社会语言学渊源[J]. 北京科技大学学报(社会科学版), 2008(2):92-97.

[284] 胡壮麟, 朱永生, 张德禄, 等. 系统功能语言学概论[M]. 北京:北京大学出版社, 2005.

[285] 胡壮麟. 语言学教程(修订版) [M]. 北京:北京大学出版社, 2001.

[286] 严世清. 论关联理论的隐喻观[J]. 解放军外国语学院学报, 2002(2):7-10.

[287] 严世清. 语法隐喻理论的发展及其理论意义[J]. 外国语, 2003(3):51-57.

[288] 杨才英. 论英语语篇中的人际意义衔接[J]. 西安外语学院学报, 2006(3):1-5.

[289] 杨才英. 论汉语语气词的人际意义[J]. 外国语, 2009(6):26-32.

[290] 杨国文. 汉语物质过程中"范围"成分与"目标"成分的区别[J]. 语言研究, 2001(4):8-17.

[291] 杨曙. 情态的多维度研究[J]. 外国语文, 2018(1):106.

[292] 杨信彰. 话语中的识解因素与语境[J]. 外语教学与研究, 2003(3):30.

[293] 杨亦鸣, 周统权. 失语症语法障碍的表现与研究——海外失语症语法障

碍研究述评[J].当代语言学,2005(4):338－357.

[294] 邵敬敏.现代汉语疑问句研究[M].上海:华东师范大学出版社,1996.

[295] 袁毓林.现代汉语祈使句研究[M].北京:北京大学出版社,1993.

[296] 贺阳.试论汉语书面语的语气系统[J].中国人民大学学报,1992(5):61－68.

[297] 唐青叶.意义潜势与个体化——基于教育语篇意义表征模式的探讨[J].外语学刊,2016(1):58－60.

[298] 袁利,赵邦.论医患关系中的沟通艺术[J].医学与社会,2015(3):66－68.

[299] 彭宣维.英汉语篇综合对比[M].上海:上海外语教育出版社,2000.

[300] 彭宣维.汉语的介入与级差现象[J].当代外语研究,2010(10):55－62.

[301] 彭宣维.语言与语言学概论:汉语系统功能语法[M].北京:北京大学出版社,2001.

[302] 彭宣维.功能语法导论[M].北京:外语教学与研究出版社,2010.

[303] 彭宣维.系统功能语言学的学理及发展走向[J].中国外语,2017(1):10－14.

[304] 彭宣维.评价文体学[M].北京:北京大学出版社,2015.

[305] 彭艳虹.意义沉默的语用解读[J].外语与外语教学,2007(9):27－28.

[306] 张振馨,陈霞,刘协和,等.北京、西安、上海、成都四地区痴呆患者卫生保健现状调查[J].中国医学科学院报,2004,26(2):116－121.

[307] 张德禄.语言的功能与文体[M].北京:高等教育出版社,2006.

[308] 张德禄,刘汝山.语篇连贯与衔接理论的发展及应用[M].上海:上海外语教育出版社,2003.

[309] 张伯江.疑问句功能琐议[J].中国语文,1997(2):104－109.

[310] 张伯江,方梅.汉语功能语法研究[M].南昌:江西教育出版社,2005.

[311] 张墨,孙心德.背景噪声对人感知声音时间信息的影响[J].生物物理学报,2008,24(3):203－210.

[312] 周统权.语言理论与语言障碍研究[M].北京:中国社会科学出版社,2010.

[313] 连重源.基于脑电分析的轻度认知障碍语言功能网络损伤研究[D].北京:中国科学院大学,2020.

[314] 朱德熙.语法讲义[M].北京:商务印书馆,1982.

[315] 朱永生,严世清.系统功能语言学多维思考[M].上海:上海外语教育出版社,2001.

[316] 朱永生,严世清,苗兴伟.功能语言学导论[M].上海:上海外语教育出版社,2004.

[317] 朱永生.英语中的语法比喻现象[J].外国语,1994(1):8-12.

[318] 朱永生.语境动态研究[M].北京:北京大学出版社,2005.

[319] 朱永生.语言系统与功能[M].北京:北京大学出版社,1990.

[320] 朱冠明.情态与汉语情态动词[J].山东外语教学,2005(2):17-21.

[321] 朱明伟,王鲁宁.脑老化及相关神经疾病新进展[J].中国现代神经疾病杂志,2014(3):161-169.

[322] 朱德付.论汉语中的主位性前置[J].山东理工大学学报(社会科学版),2013,29(1):69-72.

[323] 章振邦.新编英语语法教程[M].上海:上海外语教育出版社,1995.

[324] 段斯琦.中高级蒙古国留学生语篇语法衔接手段偏误分析[D].长春:东北师范大学,2019.

[325] 高宁慧.留学生的代词偏误与代词在篇章中的使用原则[J].世界汉语教学,1996(2):61-71.

[326] 屈承熹.现代汉语中"句子"的定义及其地位[J].世界汉语教学,1996(4):18-25.

[327] 肖奚强.外国学生照应偏误分析——偏误分析丛论之三[J].汉语学习,2001(1):50-54.

[328] 郑贵友.汉语篇章语言学[M].北京:外文出版社,2002.

[329] 徐纠纠.现代汉语篇章回指研究[M].北京:中国社会科学出版社,2003.

[330] 殷小梅.中级韩国留学生汉语语篇指称方式及其偏误研究[D].武汉:华中师范大学,2020.

[331] 桂诗春.新编心理语言学[M].上海:上海外语教育出版社,2003.

[332] 桂诗春,杨惠中.中国学习者英语语料库[M].上海:上海外语教育出版社,2003.

[333] 潘欣,余祖晨.工作记忆对句子加工影响的研究[J].成都大学学报(教育科学版),2008(7):17-19.

[334] 徐晶凝.现代汉语话语情态研究[M].北京:昆仑出版社,2008.

[335] 苗兴伟.论衔接与连贯的关系[J].外国语,1998(4):44-48.

[336] 吴国良,许训丰,顾曰国,等.痴呆症(智退症)临床语言使用障碍研究概述[J].当代语言学,2014(4):452-465.

[337] 翟中和,王喜忠,丁明孝.细胞生物学[M].3版.北京:高等教育出版社,2007.

[338] 唐孝威,杜继曾,陈学群.脑科学导论[M].杭州:浙江大学出版社,2006.

[339] 郑义东.言语沟通障碍儿童辅助沟通及康复训练系统的研究与实现[D].杭州:浙江大学,2017.

[340] 曹秀玲.汉语"这/那"不对称性的语篇考察[J].汉语学习,2000(4):7-11.

[341] 沈家煊.不对称和标记论[M].南昌:江西教育出版社,1999.

[342] 田金洲.阿尔茨海默病的诊断与治疗[M].北京:人民卫生出版社,2019.

[343] 卫志强.神经语言学[J].语文建设,1987(2):60-61.

[344] 潘玥.阿尔茨海默症患者话语研究的可视化图谱分析[J].长春师范大学学报,2021(3):103-108.

[345] 潘玥.系统功能语言学视野下的临床话语研究综述[J].河北能源职业技术学院学报,2020(1):55-58.

[346] 潘玥.隐匿期阿尔兹海默症患者的隐喻思维能力探析[J].海外英语,2019(16):99-101.

[347] 潘玥,庞伟奇.基于Python自然语言处理的轻度阿尔茨海默症患者的话语研究[J].开封教育学院学报,2019(6):53-55.

[348] 潘玥.概念语法隐喻的认知理据及对二语习得的影响[J].四川省干部函授学院学报,2017(4):118-121.

[349] 潘玥.概念语法隐喻理论建构及其对高校英语教学的影响[J].江苏教育学院学报,2010(1):90,122-125.

[350] 潘玥.论Halliday系统功能语言学对文本翻译的贡献以及对篇章机器翻译的启示[J].湖北函授大学学报,2015(15):150-152.

[351] 潘玥.系统功能语言学视野下中轻度阿尔茨海默症患者话语的模态意义潜势及意义的建构[J].牡丹江教育学院学报,2019(3):19-23.